U0304596

让身体和心灵
保持最美年华

青年人健康知识汇编

王　淼
时同鑫
王　玉

———

著

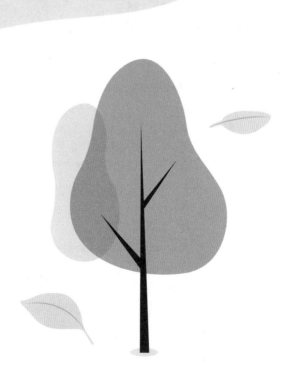

天津社会科学院出版社

图书在版编目（CIP）数据

让身体和心灵保持最美年华 ：青年人健康知识汇编 /
王淼，时同鑫，王玉著． -- 天津 ：天津社会科学院出版
社，2023.9
　ISBN 978-7-5563-0844-6

　Ⅰ．①让… Ⅱ．①王… ②时… ③王… Ⅲ．①保健—
基本知识 Ⅳ．①R161

　中国版本图书馆 CIP 数据核字（2022）第 159482 号

让身体和心灵保持最美年华 ：青年人健康知识汇编
RANG SHENTI HE XINLING BAOCHI ZUIMEI NIANHUA :
QINGNIANREN JIANKANG ZHISHI HUIBIAN
选题策划：韩　鹏
责任编辑：吴　琼
责任校对：王　丽
装帧设计：高馨月
出版发行：天津社会科学院出版社
地　　址：天津市南开区迎水道 7 号
邮　　编：300191
电　　话：（022）23360165
印　　刷：北京盛通印刷股份有限公司
开　　本：787×1092　1/16
印　　张：14
字　　数：225 千字
版　　次：2023 年 9 月第 1 版　　2023 年 9 月第 1 次印刷
定　　价：78.00 元

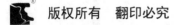

序

　　青年是朝气蓬勃的，是风华正茂的，是一生中最美好的时光！青年也是柔嫩的，是易碎的，是身心成长和习惯养成的关键时期，思想上、行为上更容易受到有害因素的侵蚀。《让身体和心灵保持最美年华》一书，针对青年人的生理和心理特点，直击主要健康问题，是一本优秀的健康科普作品。初读此书有两点突出感受：一是内容丰富，针对性强。本书既包括了青年时期社交、恋爱、就业压力等常见的心理问题，也包括了艾滋病、结核病、新冠等重点传染性疾病以及饮食、运动、吸烟等常见慢性病危险因素，每个方面又针对常见的问题、心中的疑惑和易踏的误区等展开叙述，可以说是一本青年人的"健康宝典"；二是语言轻快、形式活泼。本书大量使用插图、小故事、名言典故等，语言通俗易懂、轻快活泼，好像是朋友间的对话，使人有一种一直读下去的欲望。

　　"少年强则国强"，青年人是祖国未来的希望，党和国家的领导人一直高度关注青少年的健康成长。毛主席曾说：青年人朝气蓬勃，正在兴旺时期，好像早晨八九点钟的太阳，希望寄托在你们身上。习总书记也多次强调：青年人是祖国的未来，是中华民族的希望。实现我们的梦想，靠我们这一代，更靠下一代。在当前健康中国战略框架下，在中华民族伟大复兴的历史征程中，竭力保障和提高青年一代的身心健康水平，是我辈疾控工作者的职责和使命！

是为序。

郑文龙

（天津市疾病预防控制中心，主任医师，

研究方向：慢性非传染性疾病预防控制，营养与健康。）

前　言

　　世上有两样东西非常珍贵，一旦失去就再也无法获得，那就是青春和健康！人的青春只有一次，充满色彩，无比珍贵。"青春诚可贵，健康价更高"，健康与我们的生活和生命息息相关，一旦失去健康的身心，青春也将黯然失色。

　　随着社会的进步与发展，年轻人的生活方式和行为习惯发生了改变，导致一些新的疾病产生。健康的定义不再指身体上没有疾病，还应包括心理健康和社会适应良好。健康也不仅仅是民生问题，更关乎政治、经济和社会问题。党的十九大报告将"实施健康中国战略"作为国家发展基本方略中的重要内容。少年强则国强，青年一代的理想信念、精神状态、综合素质是一个国家发展活力和重要体现，因此，青年人的健康关系着国家未来和民族希望。

　　青年人在成长过程中，不仅要增强自己的身体素质，还应培养良好的心态。掌握科学的健康知识、改善自己的不良生活方式、正确认识和评价自己，只有这样，才会发现："我们并非年复一年地变老，而是日复一日地焕然一新……"

目 录
contents

第二篇

好好爱己 远离艾滋——青年人艾滋病防控知识

第三篇

享受生活　更要健康——青年人健康生活方式

第四篇

接种疫苗　预防先行 —— 青年人预防接种知识

附录 / 177

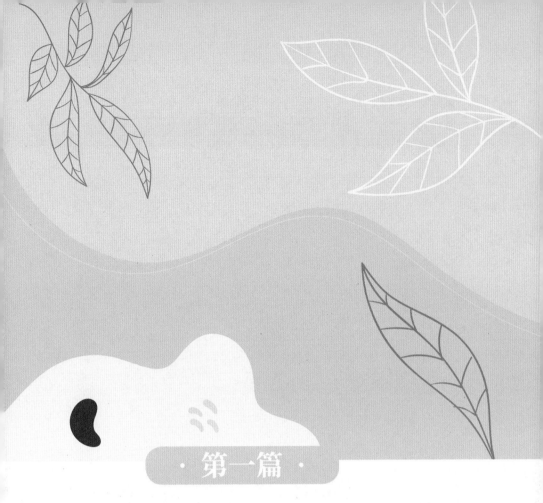

第一篇

守护心灵　治愈青春

——青年人心理健康知识

　　世界上最宽广的是大海，比大海更宽广的是天空，比天空更宽广的是人的心灵。我们的内心深处住着另一个自己。如何深度认识自己？如何保持乐观的情绪？如何提升自信与潜力？如何进行自我调适？青年人心理健康问题关系到社会的未来与发展。此篇不卖鸡汤，只讲干货，掌握科学、正确的心理健康知识，重新认识一个全新的自己。

1. 你真的了解自己吗

> 年轻人当中流行着一句话：这世上只有一种成功，那就是按照自己喜欢的方式度过一生。然而，你真的知道自己喜欢什么吗？你真的知道自己的选择是正确的吗？你真的了解自己吗？

据说有一项关于"人生最后悔的事"的调查，约 92% 的人后悔年轻时不够努力，导致一事无成；73% 的人后悔年轻时选错了职业；62% 的人后悔对子女教育不当；57% 的人后悔没有好好珍惜自己的伴侣；45% 的人后悔没有善待自己的身体。这个调查反映了一个事实：当初没有做好的事，让人追悔莫及，抱憾终生。其实问题的根源在于之前的我们缺乏一种智慧：不能认清自己。

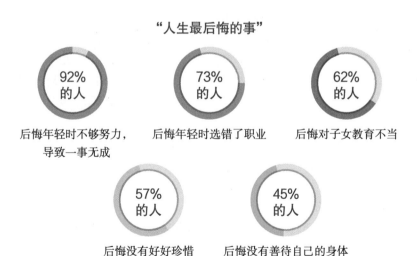

"人生最后悔的事"

92% 的人
后悔年轻时不够努力，导致一事无成

73% 的人
后悔年轻时选错了职业

62% 的人
后悔对子女教育不当

57% 的人
后悔没有好好珍惜自己的伴侣

45% 的人
后悔没有善待自己的身体

每个人都必须认识自己，认识自己是我们一生的课题。在成长过程中，我们总喜欢去揣测他人的好恶，过分在意别人对自己的评价，从而忽视了对自己的认识，仔细想想，我们有多久没有静下心来审视自己？

如何深度认识你自己？今天和大家分享一个方法，"自我"由四部分组成：

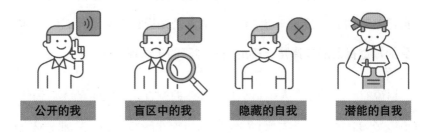

| 公开的我 | 盲区中的我 | 隐藏的自我 | 潜能的自我 |

（1）公开的我

开放区是"我"与周围的人都认同的，周围都知道的，是我们性格的显性部分。比如大家都觉得"我"是性格非常开朗的人，而"我"也这样认为，并且愿意把这部分呈现给大家。公开的"我"通常来说都是性格中较为积极的一面，也是我们在社交中想要展现的名片。

（2）盲区中的我

盲区中的"我"往往是别人知道的，我们自己却不自知。心理学家曾经做过一个实验，他们让肖像画家根据女性自己的描述和来自他人的描述分别创作两幅画像，而最后两幅画像的对比令人无比震撼。女性往往对自己的描述与他人的描述有较大出入，这意味着自我认识与他人认识有较大差异。

所以了解自己的盲区对于了解自我非常重要。比如你觉得自己性格非常友善，但是周围的人其实觉得你的性格偏向高傲，这就是自我与他人不同认识形成的误区。而要了解盲区，我们必须要学会倾听他人的看法。

日本服装设计大师山本耀司曾经说过，自己这个东西是看不见的，只有撞上一些别的东西才会知道真正的自己是谁，这才是真正的自己。

（3）隐藏的自我

隐藏区，往往是我们刻意隐藏自己性格的部分，这一性格部分自己知道，但是别人不知道。比如有些人表面上显得很大度，但是实际上喜欢嫉妒，但是他会把这部分小心地藏起来不让别人发现。

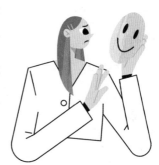

通常来说，隐藏中的自我是我们性格中阴暗部分，往往要很熟悉我们的人才会知道。而我们有时要突破自己，必须学会将隐藏的自我逐步变成公开的自我。心理学认为，自我暴露法对我们信心有很大的提升，比如我们嫉妒某人，不如选择某个时机大方公开承认，其实嫉妒别人也没什么大不了，只要我们愿意开诚布公，我们就能获得更多的自信与自尊。

（4）潜能的自我

其实每个人都会有未知的领域，这部分自我可以说是我们潜意识重点开发的部分。举个例子，有时你做某些事情，你会发现就连你自己都没意识到原来你可以做得非常好。

我们每个人都可以通过潜意识或者某些经历重新发现自我，当我们了解到自我潜能区的时候。

真正的自信必须建立在自我认识的基础上，只有了解自己，打破自我的盲区，我们才能更好地塑造自己，也才能有智慧与定见。

深刻认识自己的性格，同时，还应该认识自己的心理健康状态。随着社会压力的增大，年轻人的心理问题越来越多，但很多人对于自己的心理问题表现得难以启齿，不知所措。心理和身体一样，在人的一生中难免会出现这样那样的问题，我们要敢于揭开心理健康的神秘面纱，认识自己的心理健康程度。

下面是一组有关心理健康方面的自测题，请你根据自己的实际想法选择"认同"或"不认同"，借以了解自己的健康观。

- 健康就是指身体没有毛病。
- 只有接纳自己，才能接纳别人。
- 只有当自己足够优秀时才能接受自己。
- 生命是自己的，可以自由决定生命存亡。
- 人际关系很复杂，我没有能力处理好。
- 爱自己就是以自我为中心。
- 我的前途很渺茫，捉摸不透。
- 人的成功与否取决于智商的高低。
- 大学生的心理问题就是比其他人多。
- 去看心理医生就是精神有问题。

2. 什么是真正的健康

吃得饱，睡得香，没有烦恼，没有愁……你以为的健康是真的健康吗？当然没那么简单。

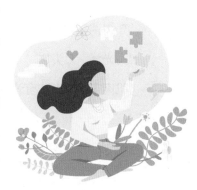

1946 年，世界卫生组织对健康做出定义：健康是指生理、心理和社会适应均处于良好的状态，而不仅仅是指身体没有疾病或健壮。

健康包括生理健康和心理健康两大部分。俗话说，心乱了，病就来了。在现实生活中，心理健康和生理健康是互相联系、互相作用的，心理健康每时每刻都在影响人的生理健康。

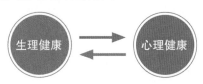

如果一个人性格孤僻，心理长期处于抑郁状态，就会影响激素分泌，使人的抵抗力降低，疾病就会乘虚而入。

心理健康是指心理的各个方面及活动过程处于一种良好或正常的状态。对照一下情况，判断你是否健康。

- 精力充沛，能应对生活和工作压力。
- 处事积极乐观，勇于承担责任。
- 善于休息，睡眠质量良好。

- 适应外界环境的变化，应变能力强。
- 能够抵挡一般性的感冒和传染病。
- 体重适当，身体匀称，四肢协调。
- 反应敏锐，眼睛明亮，眼睑不发炎。
- 牙齿清洁健康、牙龈颜色正常。
- 头光泽，无头屑。
- 肌肉丰满，皮肤有弹性。

3. 你的脸能反映你的健康

古希腊神话中，绝世美女海伦引发了长达十年的特洛伊战争，但当希腊士兵攻破特洛伊看到海伦时，只有一个想法：为了她值得！

有人对此说法持不同意见，那么，相貌究竟是否重要呢?

> 美国前总统林肯的好朋友曾向其推荐一个人来任职，遭到拒绝后，他不解地问道："怎么能凭相貌来判定人的好坏呢？"林肯则回答："四十岁以后每个人都要对自己的相貌负责。"不难判断，一个人的成长经历和心理状况会通过面容、表情呈现出来。

这就是中国的古语：相由心生。有的人相貌平平，却深受欢迎；有的人眉清目秀，却招人厌弃。

> 其实我们所说的"脸"，并非面貌，而是一个人精神状态的呈现与内在修为的凸显。一个人精神状态里，往往藏着他的处世态度与修为。

一个心理健康、情绪稳定的人，必定是眉头舒展、微笑详和。当一个人出现心理问题，很容易成为情绪的傀儡，必定愁眉不展，面容憔悴。

4. 找到自己的"灰色区域"

2004年，有位大学生，残暴杀死4名同学。同年，某学院临床专业学生，手持水果刀在1小时内连刺7人。2009年，某大三女生因难以面对就业压力，自溺于一个倾倒垃圾的狭小水池。

很多人认为，这些骇人听闻的事件离我们很远，并非如此，大多数人的精神状态都散落在一块"灰色区域"内……

什么是"灰色区域"？

> 如果把人的精神健康比作白色，精神不健康比作黑色，那么在白色与黑色之间存在着一个巨大的缓冲区域——灰色区。大多数人的精神状态都散落在这一灰色区域内。有些学者将这一灰色区域——既非疾病又非健康的中间状态称为"亚健康状态"或"第三状态"。

大多数人的精神状态都处于这一"灰色区域"内。面临心理问题是正常的，不必大惊小怪，应提高自我保健意识，及时进行自我调整。

保持心理健康，避免精神状态落入"灰色地带"的方式：

（1）保持乐观的情绪

善于在生活中寻找乐趣，比如做饭，享受烹饪的快乐。在工作上不断创造，在进取中实现自己的人生价值，感受成功的乐趣。

（2）善于排除不良情绪

遇到不顺心的事，别闷在心里，要善于把心中的烦恼或困惑讲出来，使消极情绪得以释放，从而保持愉悦的心情。

5. 难道我们都抑郁了

不知从什么时候开始，抑郁症成为潜藏在我们身边的"恶魔"。28岁的男星因抑郁症自杀，25岁的韩国女星被严重的抑郁症困扰多年。这些年轻人本应该享受着健康的生活，却偏偏选择了轻生，不得不令人扼腕叹息。

> 据世界卫生组织的资料显示，每年有超过70万人因为抑郁症自杀身亡。抑郁症已经成为了仅次于心脏病的人类第二大疾病。很多年轻人被抑郁症困扰。

年纪轻轻的怎么会得抑郁症啊？很多人认为，年轻人没有经济压力，不用面对社会的现实问题。他们可能只是"心理脆弱""青春期叛逆"。然而，并非如此。因为学习、生活、就业等压力的增大，失恋、心理失衡等原因，年轻人抑郁症发病率明显上升。

> 抑郁症是一种常见的精神疾病，主要表现为情绪低落，兴趣减少，悲观，思维迟缓，缺乏主动性，自责自罪，饮食、睡眠差，担心自己患有各种疾病，感到全身多处不适，严重者可出现自杀念头和行为。

多数人都有以上症状，难道我们都抑郁了？

别担心，下面介绍一种方法，帮助大家判断自己是否患有抑郁症。

请仔细阅读以下问题，记下最适合自己情况的分数，每一项的得分为："不是"为 0 分，"偶尔是"为 1 分，"有时是"为 2 分，"经常是"为 3 分，然后分数累加。

- 你是否感觉沮丧和忧郁？
- 过去常做的事，现在做起来是否感到吃力？
- 你是否无缘无故地感到惊慌和恐惧？
- 你是否容易哭泣或感觉很想哭？
- 过去常做的事，你现在是否兴趣减低？
- 你是否感到坐立不安或心神不定？
- 你是否晚上不服药就很难轻松入睡？
- 你是否一走出自己的房间就感到焦虑？
- 你是否对周围的事物失去兴趣？
- 你是否毫无原因地感到疲倦？
- 你是否比平时更爱发脾气？
- 你是否比平时早醒，醒后就再也睡不好了？

参考评判：

得分低于 5 分，没有抑郁烦恼。得分在 5—15 分之间，需要引起注意，说明你有一定的抑郁情绪，分数越高，抑郁倾向越明显。得分在 15 分以上，应该及时拜访心理医生，进行治疗。

6. 心灵感冒，要对症下药

近年来，大学生抑郁症的发病率逐年上升，有人说，抑郁症就像感冒一样常见。那么面对这场"心灵感冒"，我们又该如何对症下药呢？

我们要认识到，"抑郁症≠抑郁情绪"，抑郁症是一种疾病，不同于"抑郁情绪"。

我们经常会用"抑郁"来描述那些负面的感受，比如难过、悲哀、沮丧等，这是每个人在遇到一些刺激或者挑战后都可能会经历的，但一般这种情绪不至于对日常生活、工作、人际关系等造成明显影响。

抑郁症作为一种疾病，会对患者生活的方方面面造成不同程度的影响，会给患者带来相当大的痛苦，我们应当重视起来。

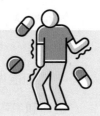

既然抑郁症是一种疾病，就应该对症下药。关于抑郁症的治疗，一般可分为药物治疗和心理治疗。

（1）药物治疗

简单来讲，抗抑郁药物会有效改善患者"生物学"方面的异常变化，目前大多数的抗抑郁药都是通过改善脑内 5- 羟色胺（5-HT）、多巴胺和去甲肾上腺素等神经递质来帮助缓解抑郁症状、减短抑郁发作时间。

（2）心理治疗

心理治疗会着眼于患者发病相关的心理因素，消解"心理病因"，增强"心理抵抗力"。具体选择何种治疗手段，需要结合患者的疾病特点，如疾病的严重程度、发病的相关因素以及现实的医疗条件来决定。

> 中度的抑郁症有希望通过自我调整、心理咨询或治疗等方式得到缓解，而重度的抑郁和部分不适合或者没有条件实现心理咨询（治疗）的中度抑郁症患者则需要药物治疗的帮助，当然在合适的情况下辅助心理咨询（治疗）最为理想。

每名患者都有各自的特点，治疗的选择应该请专业的医生来评估分析，制定个体化的治疗方案。

如何与抑郁症患者相处？这里有一些建议给大家：

- 建议大家多了解抑郁症的相关知识，正确认识疾病。要知道，患者是病了，不是"性格软弱"，不是"经历挫折太少"，不要单纯地让他们"想开点"，不要一味地喊口号让他们"坚强"。
- 我们能做的是倾听和陪伴，这点非常重要。大家不要避讳和患者谈论疾病，这可能会让他们更羞于表达、求助，要鼓励他们接受专业的帮助，尽早好起来。

抑郁症不可怕，面对这场"心灵感冒"，我们只需要对症下药，用"一碗鸡汤"治愈一个心灵。

7. 青年人身心发展特点

青年人身心发展有着"特殊性"，简单说就是"身体上是个大人，心理上是个宝宝"。

（1）生理发展特点

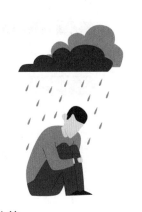

人的一生有两个生理快速成长的时期，一是婴儿时期，另一个是青春期。青年人生理发育处于快速发展阶段。身高、体重、力量、柔韧性和灵敏性等技能明显增强。身体内部各器官、系统的结构与功能基本成熟。记忆力、理解力、思维力显著提高，肺活量接近最大值，心跳、血压渐趋稳定，内分泌腺发育成熟，腺体功能正常，性生理发育成熟等。

（2）心理发展特点

心理与生理成熟存在差距，这一时期的青年人抽象思维迅速发展，但思维容易带有主观片面性；情感较为丰富，但情绪波动较大；自我意识逐渐增强，但发展尚不成熟；意志水平明显提高，但仍处于不平衡、不稳定时期；人格发展基本成熟，但尚不完善。

8. 困扰青年人的心理问题

在生活、学习和工作中，你是否感到课程繁重、情感不顺、前途渺茫？你是否对自己期望过高，自我加压？又是否因为这些引发心理焦虑却又不自知呢？

心理问题不可忽视，快来了解一下青年人常见的心理障碍吧：

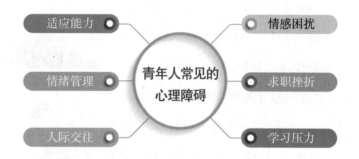

（1）适应能力

青年人进入大学或社会后，吃、穿、住、行等方面都要自主独立进行。有人对新环境的饮食不习惯、气候不适应、语言不通，感到人生地不熟，产生"想回家"的迫切愿望，流露出对家乡、对亲人的思念与依恋之情。

（2）情绪管理

有些人表现为抑郁或者焦虑。对任何事都悲观失望、意志消沉、自卑内疚、失眠。有时丧失自信心、自尊心，增加失败感、罪恶感等。

（3）人际交往

远离原来熟悉的生活与学习环境，面对新的人际群体有些不适。总担心失败，对于一些感兴趣的事只羡慕不参与，造成社交不良。个体心灵闭锁，缺乏人际交往经验，不自信，妨碍了良好的人际交往圈的形成。

（4）情感困扰

情感的困扰是年轻人的常见问题，爱情、亲情、友情都会在这一阶段发生和改变，正确处理各种情感关系是青年人的一门必修课。

（5）求职挫折

求职挫折表现为缺乏选择的主动性，不了解与自己个性能力相匹配的职业领域，对面试缺乏自信，过于追求功利，缺乏走上社会的心理准备等。

（6）学习压力

学习压力大，学习动力不足，学习目的不明确，学习注意力不集中，学习动机功利化。

心理问题不可怕，可怕的是青年人不能正视自己的心理问题，不能及时调整自己，导致疾病的发生。

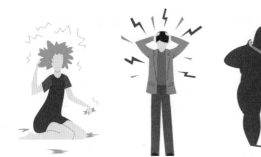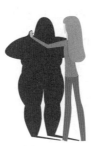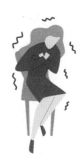

9. 社交是人生的必修课

　　古希腊哲学家亚里士多德曾说过："一个生活在社会之外的人，同人不发生关系的人，不是动物就是神。"这就是说，人总是在与他人的联系和交往当中生存、发展。人是一切社会关系的总和。人的本质就是社会性的。

> 　　青年人作为社会最活跃的一个群体，正处于渴望被理解、陪伴的情绪波动较大的时期，良好的人际交往对青年人的心理健康发展极为重要。

　　社交是人生的必修课，良好的人际关系有助于提高自己的人格魅力，这主要表现在以下几个方面：

加速社会化进程

　　人的社会化进程是在人际交往中进行的，积极的人际交往有助于我们获得丰富的信息，保持与社会的联系，促进自我成熟。

有助于大学生成才

　　人际环境和谐与否与人的才智成正比。生活在和谐融洽的人际环境中，会使人的智力水平得到超常发挥，使人有安全感而永葆旺盛的精力。

有助于自我认识

　　人际交往过程中，需要从他人对自己的态度和评价中去认识自己的形象及在社会中所处的位置，从而正确认识自己。

有益于身心健康

　　良好的人际交往能提高自信和自尊，增强自我价值感和力量感。降低挫折感，因此，良好的人际交往有益于大学生身心健康。

10. 人际交往中切勿"踩雷"

每个人每时每刻，都处在各种各样复杂的社会关系中。在家里，有父母、兄弟姐妹、亲戚朋友；在学校，有同学、老师；在工作中，有同事、上下级，等等。

> 人际交往是人与人之间的一种互动，是人们获得信息和知识的重要途径，良好的人际交往可以帮助我们通往成功之路，但错误的交往就会成为我们的绊脚石。

以下是青年人在人际交往过程中存在的误区，大家可以对照检查，切勿"踩雷"：

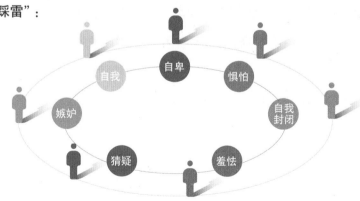

（1）自我

青年人在人际交往的过程中容易出现以自我为中心的特点。关注别人对自己的承认、理解、接受和尊重，却忽视对等地理解和尊重别人，注重实现自己的目的，而忽视别人的利益和要求。对人和事的看法带有强烈的主观性。以自我为中心，喜欢自吹自擂、盛气凌人、自私自利，不考虑对方的需要，这样的交往必定以失败而告终。

（2）自卑

自卑是一种过低的自我评价。自卑的浅层感受是别人看不起自己，而深层感受是自己看不起自己，即缺乏自信。实际上，自卑者并不一定能力低下，而是期望值过高或不切实际，在交往中总希望自己的形象完美无缺，惧怕受挫或遭到他人的拒绝与耻 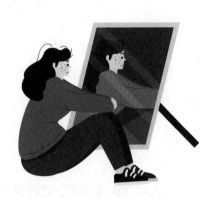 笑。这种心境使自卑者在平时的人际交往中往往畏首畏尾，不能充分展现自己的风采。

（3）惧怕

惧怕就是人们常说的"社恐"。除了几个亲近的人之外，很难和外界沟通，在人多的地方会觉得不舒服，担心被别人注意、担心被别人批评，情况严重时会造成生活上的障碍，无法正常学习或工作。社交恐惧的人通常表现为对人际交往敏感、害怕因交往而使自己受伤害、从而拉大与周围人的距离，妨碍了与他人的交流沟通。

（4）嫉妒

嫉妒是一种消极的心理品质，往往表现为当看到与自己有某种联系的人取得了比自己优越的地位或成绩，便产生一种嫉恨心理。嫉妒容易使人产生痛苦、忧伤、产生攻击性言论和行为，导致出现人际冲突和交往障碍。

（5）猜疑

具有多疑心理的人，往往在主观上设定他人对自己不满，然后在生活中寻找证据。这是一种狭隘的、片面的、缺乏根据的盲目想象。猜疑的人很容易偏激，对他人的言行敏感、多疑、不信任，人际关系常陷入僵局。

（6）羞怯

羞怯心理是绝大多数人都会有的一种心理。具有这种心理的人，往往在公共场所羞于启齿或害怕见人，对交往采取回避的态度。羞怯的人会过多约束自己的言行，无法充分表达自己的愿望和情感，也无法与人沟通，造成交往双方的不理解或误解，妨碍了良好人际关系的形成。

（7）自我封闭

自我封闭心理状态的表现是把自己的真实思想、情感、欲望掩盖起来。严重者对任何人都不信任，怀有很深的戒备，隔断了与他人的交往。自我封闭心理状态的产生原因：

一是自我保护意识很强，有什么事喜欢闷在心里，很少暴露自己真实的一面。

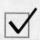
二是现在的年轻人多是独生子女，缺乏对他人的关心和尊重，个人意识强。

三是社会压力促使青年人埋头读书，缺乏人际交往经验。

自我封闭的人为自己与社会、集体、同学和家庭之间筑起了一道心理屏障，影响学习和工作，妨碍自己的全面发展。

11. "社牛""社恐"都是"社死"

年轻人的社交圈、文化圈越来越多元化，有人是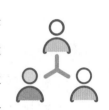
"社恐"，对社交活动唯恐避之不及，在交流时经常能
尴尬到"能用自己的脚趾抠出一栋别墅"。有人是"社
牛"，坚信"只要自己不尴尬，尴尬的就是别人"，在公
共场合从不怕引起注意，无论熟还是不熟，都能拉过来唠会儿嗑。

> 无论"社恐"还是"社牛"，如果不能善用人际交往中的方法技
> 巧，不能保持适当的距离，不顾他人感受，给人以压迫感和不适感，
> 不能塑造良好的个人形象，无法增进个人魅力，社交都会变成大型
> "社死"现场。

在人际交往的过程中要善于运用交际技巧。那么，如何提升个人魅
力呢？

提升个人魅力，就要提高心理素质和人际魅力。人与人之间的交往
是思想、能力、知识及心理的整体作用，哪方面欠缺都会影响人际关系
的质量。

首先要克服社交恐惧、胆怯、自卑、冷漠、封闭、自傲、嫉妒等不良心理。 其次要丰富自己的学识和内涵，从仪表到谈吐，从形象到学识，多方位提高自己，在初次交往中给对方留下良好的社交形象。

掌握良好的社交技巧，让你轻松摆脱"社死"。

（1）学会换位思考

换位思考对建立良好的人际关系很重要。如我们经常用"如果我在他的位置上，我会怎样处理？"这样的问句去思考问题，许多人际冲突就会变得容易解决了。善于交往的人往往善于发现他人的价值，懂得尊重他人，对人宽容。换位思考帮助我们树立良好的人际形象使我们在交往中迅速获得他人的认可和信赖。

（2）善用赞扬和批评

赞扬能释放一个人身上的能量，调动人的积极性。真心真意，适时适度地表达你对别人的赞扬，能够增进彼此的吸引力。真诚的、发自内心的感谢，能够给他人带来极大的成就感和愉悦的心情，进而提高人际交往的质量。与赞扬相对的是批评。一般情况下，人际交往中应多赞扬、少批评。批评时应注意场合与环境，对事不对人，对一个人的否定会挫伤对方的积极性与自尊心。

（3）学会主动交往

青年人需要有丰富的人际关系。在社会交往中，那些主动发起交往活动、主动接纳别人的人，总是在社交中显得"如鱼得水"。反之，会在交往中处于被动状态，甚至成为被群体遗忘的"边缘人"。青年人学会主动交往是非常必要的，特别是当面临危机时，主动解释消除误解，对于重新建立良好的人际关系非常重要。

（4）善于帮助别人

心理学家发现，以帮助和相助开端的人际关系，可以确立良好的第一印象，而且可以缩短人与人之间的心理距离，在日常生活中，经常给予他人帮助不仅仅能够帮助我们树立良好的人际形象，而且可以使我们在交往中迅速获得他人的认可和信赖。

12. 如何面对就业心理压力

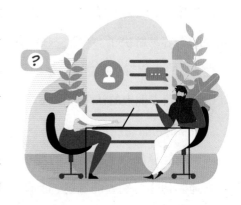

　　青年人是国家未来的建设者和接班人，尤其是大学生群体，大学生就业问题关系到社会的方方面面。

　　毕业生就业形势严峻，就业压力大，让很多年轻人望而却步，无所适从。这种压力不仅来自外界，更来自毕业生自身，其中心理因素在众多因素中起到了决定性作用。

　　良好的心态有利于大学生应对挫折，顺利就业，并很快适应陌生的工作环境。反之，会事倍功半。

　　如何面对就业压力呢？就业过程中容易出现哪些心理问题呢？

（1）焦虑心理	在大学生从校园走入社会的这个转折点上，面对理想和现实、就业与失业、事业与爱情的种种抉择，大学生难免手忙脚乱、无从取舍，这时容易产生焦虑心理。
（2）矛盾心理	一些大学生择业时瞻前顾后，未慎重考虑，签约过于草率，又被更好的职业吸引，患得患失。缺乏直面竞争、挑战自我的勇气；缺乏对自我的正确评估，多带有悲观情绪，在犹豫中错失良机。

（3）挫折心理	大学生经历简单，心理承受能力和自我调节能力不强，缺乏对待挫折的准备。求职过程中遇到挫折和困难疲于应付，难以承受，容易陷入苦闷、失望、悔恨等不良情绪，甚至会产生偏执、自卑、抑郁心理。
（4）自卑心理	一些大学生往往觉得自己学历不够高、毕业院校没有名气、专业成绩较差、社交技能不强等。自卑的大学生对自身评价较低，未能认识到自己特有的职业竞争力，更不敢全力竞争，不能在用人单位面前全面展示自己。
（5）自负心理	一些大学生盲目乐观，不能客观评价自己，对就业形势缺乏客观全面的认识。一味追求高起点、高职位、高薪酬，会因为理想与现实的反差而抱怨，或因预期目标没有实现而忧心忡忡，悲观失望。
（6）抑郁心理	有些大学生在就业过程中屡遭挫折，投出多份简历都石沉大海，往往会出现情绪低落，从而对求职失去信心。还有人因此对生活丧失兴趣，产生悲观想法，进而影响求职过程，出现恶性循环。
（7）茫然无助心理	有些大学生对于自己想做什么或能做什么并不清楚，对未来茫然、不知所措。就业时不能正确自我定位，找工作随波逐流，容易产生无助心理。
（8）懈怠逃避心理	有一部分大学生毕业后无所事事，不敢面对激烈的就业竞争，害怕承担社会责任，沉迷于打牌、赌博、网络游戏等虚幻世界以逃避现实，浑浑噩噩过日子。

13. 就业压力来了怎么办

> 寒窗苦读那么多年，谁不想找到一份满意工作？但是任何事情都不会是一帆风顺的，只有经得起考验的人才能看到最后的彩虹。挫折、碰壁都不算什么，只要做好心理调适，永不放弃，机会总是会有的。

毕业生在求职过程中常常会出现焦虑、自卑、紧张、抑郁等不良情绪，大家可以通过以下方法进行调适：

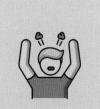

（1）倾诉宣泄法

当遇到挫折或不愉快的事情时，压抑情绪只会使情况变得更糟，适当的倾诉可以改善不良情绪。此时可以向家人、朋友倾诉，也可以向关系友好的同事诉说，甚至可以大哭一场。这样可以帮助减轻内心的压抑，改善情绪，同时获得轻松、舒适感，重建心理平衡。

（2）适当转移法

当我们在求职过程中出现不良情绪时，可以尝试着将注意力转移到其他的活动中，如运动、旅游、唱歌、看电影、逛街，等等。参加一些自己感兴趣的活动，使自己没有时间沉浸在不良情绪中，以求得心理平衡，保护自己。

（3）自我慰藉法

人不可能事事顺心，择业中遇到困难和挫折，可以说服自己不必苛求，找一个自己可以接受的理由以保持内心的安宁，承认并接受现实。适当运用"精神胜利法"能避免使自己陷入悲观绝望的情绪。

（4）社会比较法

有些青年人在学习和生活中喜欢和别人攀比，从而产生一定心理落差，导致心情郁闷。应学会正确比较，选择与自己情况相近的人进行比较，将自己对他人的态度进行客观地分析、评价和认识。

（5）幽默调节法

从心理学角度看，幽默常常是人们处于困难境地时自我解脱的一种方法，人们借此能达到心理上的平衡。在人的精神世界里，幽默是一种丰富的"养料"。我们可以读读幽默笑话，可以和朋友开开玩笑。你会发现，烦恼可能在笑声中淡化消失。

（6）理性情绪法

美国心理学家埃利斯认为，事情发生的一切根源来自我们的信念、评价与解释，一些不合理的信念使我们产生情绪困扰。消除不良的情绪就要将人的非理性信念转化为理性信念。分析自己有哪些消极情绪，鼓励自己向理性信念转化，有助于排除不良情绪。

14. 你真的恋爱了吗

爱情是人类永恒的话题，也是人类精神世界不竭的动力之一。

正值花样年华的青年人，爱情正在悄悄地生长并繁茂，青年人的爱情如同夏日里的太阳雨，美丽却又有些伤感。

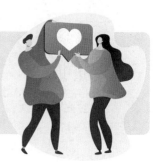

爱需要理性与智慧，需要等待与心智，确立健康的爱情观是大学生未来幸福生活的金钥匙。

你是否了解恋爱的本质？

" ....

爱情的定义：爱情是指男女之间基于一定的社会关系和共同的生活理想，在各自内心形成的对对方最真挚的爱慕，渴望对方成为自己终身伴侣的最强烈的情感体验。爱情是心灵的互相吸引，是人类特有的一种高尚精神享受。

.... "

那么，我们该如何选择自己的恋爱对象呢？

15. 大学生应该如何择偶

大学生要及早树立正确的择偶观。当披着外衣的"爱情"来敲门，拥有正确的择偶观才能辨别"爱情"的真伪，抓住真正的缘分。

一般而言，大学生择偶时主要遵循以下原则：

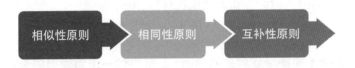

相似性原则　→　相同性原则　→　互补性原则

（1）相似性原则

大学生择偶时，首先要考虑的是与自己类似的人，如志趣、年龄、学历、健康状况、家庭背景等。这些外部条件对大学生择偶非常重要。

> 很多大学生在恋爱期间容易出现一个思想误区，那就是"只要爱情，不要面包"。多数人把感情看得比较重，并不关注经济条件和家庭背景。然而，选择良好的经济条件和家庭背景不等于"拜金主义"。

爱情的意义在于男女双方共同创造家庭财富和社会财富。选择相似的经济条件和家庭背景，有助于建立相同的奋斗目标。受教育程度和成长经历也影响人们对事物的认识和理解。如果双方悬殊较大，会导致双方的交流受限或产生交流障碍。

（2）相同性原则

相同是指人生理想、奋斗目标以及对待爱情的认识和根本态度的一致。所谓"志同道合"，就是指大学生择偶中所遵循的相同性原则。

（3）互补性原则

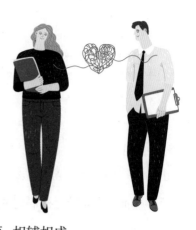

互补性主要是指两个人个性品质方面的互补。如一个温柔的姑娘，常常希望找一个可以信赖的、刚强果断的男子汉。恋人间个性互补比个性相似、相同更和谐，这是因为他们能够彼此取长补短，相辅相成。

大学生期待爱情到来的同时，要努力做一个为爱而成长，为爱而创造，为爱而准备的人。如果你能成为一个最好的自己，那么，你就不难遇到那个爱你的人！假如你正在恋爱的道路上，你了解自己的恋爱类型吗？

16. 来看看你的恋爱类型

（1）慰藉型

处在青春期的大学生，正值"心理断乳"时期，渴求社会与他人的理解，常有一种莫名的惆怅和孤独。有的学生往往以恋爱的方式向异性伸出求援之手，寻找心理慰藉，以排除内心的孤独。

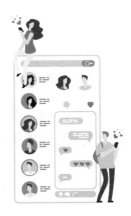

（2）友情型

有的大学生恋人最初是同学或同乡，本来就有感情基础，后来凭借天时地利发展成恋爱关系。这种恋爱关系发展较稳定，成功率也较高。但友情型恋爱类型也要正确处理爱情或友情与学习的关系。

（3）志趣型

有的大学生把志趣相投、事业成功作为爱情基础。志趣型恋人注重事业和精神生活的恋爱，互相尊重，注重思想上的沟通，以和谐的精神生活和事业的共同追求为满足。这些恋人一般能较好地处理好感情与学业的关系。

（4）功利型

这是一种非常势利的实用主义恋爱类型。有人恋爱首先看的是对方的物质条件，或看中对方父母的名利地位等。这类大学生往往基于利益关系而谈恋爱，把爱情当作谋取功利的手段，缺乏真诚的情感。

（5）情欲型

一些大学生受青春期性爱发育的影响，控制力较弱，追求刺激，以满足性欲为目的与异性交往。这些学生只注重异性的外表，追求感官上的愉悦，忽视了爱情内涵和本质。这无疑是一种不健康的恋爱类型。

17. 恋爱"挂科"，究竟为何

大学里的恋爱就像是一门选修课，有人选择上这门课，也有人选择不上这门课，当然也会有人"挂科"。大学生恋爱挂科的原因有很多，看看你失恋的原因究竟为何？

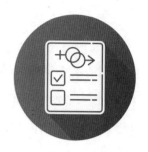

（1）浪漫色彩浓厚	大学生恋爱，很少甚至根本不谈结婚、家庭等具体问题。这种浪漫色彩，掩盖了理想和实际之间存在着的矛盾，因此，爱情缺乏挫折的磨炼和必要的现实基础，比较脆弱，一旦遇到问题，容易破裂，这是大学生失恋的重要原因之一。
（2）自主性较强	大学生谈恋爱时，往往都是自己做主。不同于社会上的青年在明确恋爱关系前，一般先征求家人的意见，确立恋爱关系后，父母或前辈的指导贯穿于各个环节。大学生往往住校，独立生活，常常自己看准了对象就去追求，缺少理性指引，容易在恋爱中迷失方向，导致失恋。
（3）盲目性较大	大学生往往把谈恋爱作为一种生活经验，或者为了显示自己的魅力，满足虚荣心，并没有弄清爱是什么、为什么爱。有的学生甚至同时交往好几个对象，甚至互相攀比，看谁找的对象多，看谁的对象漂亮，恋爱动机不端正，恋爱关系不长久。

（4）功利目的	一些大学生把恋爱当作谋求功利目的的手段。找恋人是为了吃饭、购物有人掏腰包，为了谋求一个好工作，为了以最快速度换来大量金钱。甚至有些人将恋爱视为"交易""各取所需"，这些以利益为导向的爱情情感基础不会牢固。
（5）情感随意性	现代大学生谈恋爱时，在公开场合下，搂搂抱抱，恋爱行为过于亲密。有些大学生甚至对婚前性行为持宽容态度。这些不良行为影响了大学生的正常学习和心理健康。

　　爱情这门课无径可穿、无路可绕，"挂科"就得补考，不过关就得"重修"，但一定要走出恋爱的心理误区。

18. 不要为了爱而"爱"

一份关于大学生爱情观的调查显示，60% 的同学认为"大学生活很无聊，又不想好好学习，就谈谈恋爱"；30% 的同学认为"周围人都在谈，我不谈显得格格不入"，还有一部分同学认为"找到一个大家羡慕的男朋友或女朋友是一件很体面的事"，可以在同学面前炫耀一下。

60%的同学

大学生活很无聊，又不想好好学习，就谈谈恋爱

30%的同学

周围人都在谈，我不谈显得格格不入

一部分同学

找到一个大家羡慕的男朋友或女朋友是一件很体面的事

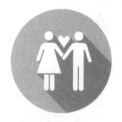

恋爱观不纯正是造成大学生恋爱失败的重要原因。一些大学生恋爱不是因为发自内心地被对方的优秀品德吸引，而是因为弥补感情空虚、从众心理、虚荣心理或功利心理而去恋爱。这种不以真挚情感为基础的爱情必然不能带来持久的幸福。

（1）避免以粗俗的方式去表达爱情

现在的大学生能够更开放地表达自己。爱情的表达方式反映了一个人的道德修养和文化水平。马克思曾说过："在我看来，真正的爱情是表现在恋人对他的偶像采取含蓄、谦虚，甚至羞涩的态度，而绝不是表现

在随意流露热情、过早的亲昵。"爱情的表达在很大程度上受到时代、观念、民族、传统文化、习俗的影响。当今的大学生应当学会采取合适的爱情表达方式，避免粗俗的、不合时宜的表达方式。

（2）正确对待性行为

恋爱中的恋人两情相悦，渴望产生亲昵的行为，这是正常的心理现象。但是由于大学生身心还没有完全成熟，情感及职业等方面还极不稳定，恋爱的成功率并不高，因此不宜过早发生性行为。如果恋爱中的男女由于缺乏理智而出现越界行为，而恋爱关系又不能走向婚姻，一旦处理不好将对以后的情感和家庭生活产生一定的负面影响。因此，恋爱中的大学生一定要严肃对待性行为，增强道德责任感，正确处理情感与理智的关系，把恋爱行为严格限制在社会规范之内。

（3）不要把恋爱当成生活的全部

由于青春期的心理特点，对美好爱情的追求往往会成为一部分大学生的心理需求。恋爱是人生的重要组成部分，但不是人生的全部。人生还有更重要的目标需要我们去实现。我们不能一味沉溺于爱情，那样一旦失去爱情（失恋），就会失去人生的重心，产生心理危机，甚至出现自暴自弃等人生悲剧。因此，大学生一定要摆正爱情的位置，正确处理恋爱与事业、恋爱与人际交往，做到既拥有甜蜜的爱情，又拥有丰富的人生。

> 大学里谈恋爱不光只是为了感受爱情的美好，还要把两个人的爱情转换为一种让两个人变得更好的动力。你们可以互相督促，为自己喜欢的人做出改变，变得优秀才是真正爱一个人最强有力的表达。

19. 如何摆脱失恋的阴影

恋爱是美好的，每个人都渴望永恒的爱情，但任何一段感情都不可能是完美的。既然恋爱，就有可能失恋，一个人要能从失恋的打击中走出来，是一件十分不容易的事。因为当一个人失恋时，一般都会情绪低落，心情压抑，所以面对失恋的打击时，要学会及时调整自己的心态，尽快摆脱低落情绪，这十分重要。

那么究竟该如何面对失恋呢？大家可以记住这三招：

（1）摆脱失恋困境第一招：正确对待失恋，摆脱自卑的束缚

失恋的大学生心理往往脆弱，容易失去自信，认为失恋是自己的无能，从而产生严重的自卑感。作为一个有理智的大学生，应勇敢地正视这个严酷的现实，爱情是不能强求的。恋爱既然有成功，也就有失败，那么我们为什么苛求成功而不正视失败呢？

（2）摆脱失恋困境第二招：建立超然与宽容的态度

如果是不属于自己的爱情，分手本身就是幸运的；如果是因为自己的经验不够或者某方面的不足所致，就应从失恋中认真总结经验，努力完善自己。失恋并不是失败，失恋更不能失志，天涯何处无芳草，何必总是耿耿于怀？我们要努力做到自我调节，尽早从失恋的痛苦中解脱出来。

（3）摆脱失恋困境第三招：克服单相思

大学生小 L 喜欢上了同班的女生小 M，但他不敢向她表白，因为他觉得自己配不上她，害怕遭到拒绝。每天小 L 都既盼望见到小 M，又害

怕见到她。盼望见到她，是为了慰藉心中的相思之情；害怕见到她，是因为见到她后感到心慌意乱，什么话都说不出来，这种患得患失的心情严重影响了他的学习和生活。

既然单相思后果严重，那么，怎样克服单相思带来的困扰呢？

①克服单相思方法一：
要理智地分析对方

可借助朋友的帮助来分析对方的言行，正确认识和了解对方，使自己从不切实际的幻想中解脱出来。爱情是双方的，不能勉强，不要固执，更不要去纠缠别人。否则，会使自己陷入爱情的痛苦泥潭而备受折磨，使心灵遭受创伤。

②克服单相思方法二：
转移注意力，实现情感的自我调节

转移注意力是克服单相思的有效方法。当一方发现自己的爱不能被对方接受时，要学会转移注意力，让自己置身于新的环境，如把精力引导到学习上去，用勤奋学习驱散单相思的痛苦，或是参加集体活动，让过去的一切在集体的欢乐中遗忘。总之，单相思是无用的，如果你正受单恋之苦，就要果断决策并付诸行动，否则会影响心理健康。

一段感情，注定不能忘记，但可以释怀，当随着社会的打磨，你会多一分理智、成熟、坦然，相信到那时，你会用积极的心态面对已逝的曾经。错过的人，没必要铭记，除了最终牵手走向婚姻的那个人，其他的人只不过是你情感路上的指导老师。

20. 化失恋为动力

有些人分手后会变成一只"困兽"，遇见人就攻击，过去的爱人也变成了仇人，逢人便说前任是"人渣"，耗费了我们的青春；或者干脆变成了一个意志消沉的人，整日借酒消愁，以泪洗面。

爱情固然重要，但不是生活的全部，切不可因为盲目的爱，而忽视了别的人生意义。要提醒自己不断进步，会有机会赢得新的、更美好的爱情的。

> 据说，歌德年轻时就曾遭受失恋的痛苦，几次想自杀，但他终于抑制了这种轻率的行为，把自己破败的爱情作为素材，写出了名著《少年维特之烦恼》。

如果你在一段感情中发自内心地去爱一个人，失恋对你而言是很痛苦的。不过，失恋是一件再正常不过的事情，相对其他打击来说，失恋算是美好的，它并不总是一件坏事，所谓的"吃一堑长一智"，失恋能让人在一段失败的感情中学会一些爱的方式。

从小到大，很少有人教育我们应如何面对分手、失恋这种情感，如何学会从双方身上找到分手的理由，如何化失恋为动力。

那么，我们要如何在失恋之后重新开始自己的人生呢？

（1）积极面对现实

有人说，忘掉上一份感情最好的良药是时间和一段新的恋情。当然，我们不提倡在失恋情绪还未过去的情况下盲目开始下一段感情，但是时间却是真实的"万能解药"。想忘记难过，就要让自身忙碌起来。我们能够通过工作、学习技能、看书、做饭让自身忙起来，一旦忙起来就会忘记那些痛苦的回忆。

（2）学会爱自己

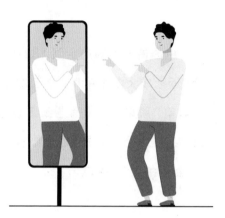

失恋后沉浸在痛苦中自我折磨的人更应该学会如何爱自己。心理学家卡尔·罗杰斯曾说："你一旦接受自身本来的面貌，就可以获得成功。"要勇敢地接受自身的缺点，接受我们的不完美，花时间做一些让自己愉快的事，放下消极情绪，提高自我价值，才能真地从消极的情绪中走出来。

失恋这种情绪说不定会在一段时间内让你难受，但是把分手作为下一段美好路程的起点，找回更好的自己，下一段恋情才会更完美。

21. 谁说单身的人不配拥有快乐

爱情是个奇妙的东西，真正的爱情往往是在不经意的瞬间出现，属于你的，远隔千山万水也会来到你的身边；而不属于你的，就算站在你的对面，你也未必会注意到对方的存在。

中国青年网面向全国 13979 名大学生开展问卷调查，结果显示，近七成大学生单身，超五成大学生无恋爱经历，超六成大学生不渴望"脱单"，"没有遇到喜欢的人"成单身主要原因，缘分、人品、"三观"成为大学生恋爱最看重的因素，近九成大学生希望通过"遇到对的人""脱单"。

既然爱情总是不期而至的，可以期待，但不可以制造，一切随缘。在没有遇到对的人之前，单身的人依然可以过精彩的生活。

（1）遵从自己内心，做喜欢的事

可以自己安静地在自习室读书、学习，看自己喜欢的书籍，听自己的喜欢的音乐。做一个内心丰富的人，做一个内心有深度的人。

（2）不必刻意打扮，洒脱地生活

不用扮淑女或者好男人，不用去学贤惠或者成熟稳重，一切以自己为中心，能多潇洒就多潇洒，能多豪迈就多豪迈，可以不拘小节，想去哪里就去哪里。

（3）获得更多友情，充实内心

交一个真挚的朋友，为自己策划未来，为自己制定小的目标或者大的目标，努力成为一个有责任感、有能力的人。也许会寂寞，但不要落寞，要时刻提醒自己，要有一颗坚强勇敢的心，我们可以用工作和学习来充实自己。

要树立正确的恋爱观，不应因为跟风、孤独或好奇心等原因追逐恋爱，要用正确的方式去追求爱情，爱人爱己，两个人在一起变得越来越优秀，这才是成功的爱情。

即使单身，也不要看淡幸福，要面向幸福的方向奔跑，不可以放弃，不可以丧气，我们要靠自己的力量给自己快乐。

当代年轻人面临着学习、就业、恋爱等方方面面的压力，最好的方法是正视压力，找到压力的来源，及时采取有效的措施去解决它，把压力转换成动力，使青年人的生活变得更加轻松愉悦。

缓解压力小技巧：

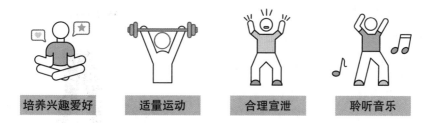

培养兴趣爱好　　适量运动　　合理宣泄　　聆听音乐

（1）培养兴趣爱好

良好的兴趣爱好，可以让生活丰富有趣。我们可以培养兴趣爱好，如阅读、绘画、运动、听音乐等。每当感到压力时，不妨先放下手中的事情，去做一些自己感兴趣的事情，舒缓心中的不快与郁闷，及时调节好自己的情绪，不要让压力影响自己。

（2）适量运动

运动对于消除负面情绪有积极作用。运动时大脑产生的内啡肽是对扛体内压力激素的最佳选择，深呼吸能刺激副交感神经，让身体得到有效的放松。当感到压力过大时，可以尝试去跑步、游泳、瑜伽、打拳等方式来进行调节。但要注意运动不要太剧烈，以免让自己受伤。

（3）合理宣泄

面对压力不要自暴自弃，可以通过合理的宣泄来缓解内心的压力。我们可以寻求心理医生的帮助，通过专业治疗调节自己；或者可以向身边的家人、朋友倾诉，亦或是找一个空旷的地方大声喊出来，从而排除心中的闷气和不快，找到一个宣泄口来发泄自己。

（4）聆听音乐

当你痛苦的时候，可以听励志的音乐，感受到奋斗的力量，当你无法平静的时候，可以听听平静的音乐，让内心慢慢恢复平静，当你因为压力无法入眠的时候，音乐会安抚你，音乐可以使人暂时脱离紧张、焦虑、忧郁、恐怖等不良心理状态。

当你心情不好的时候，可以去校园的草地上读读书，和同学去听一场音乐会，约上好友去运动场挥洒汗水、让自己学习新技能，主动休闲，放松内心，感受愉悦，压力说不定就成为我们生活的动力。

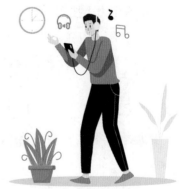

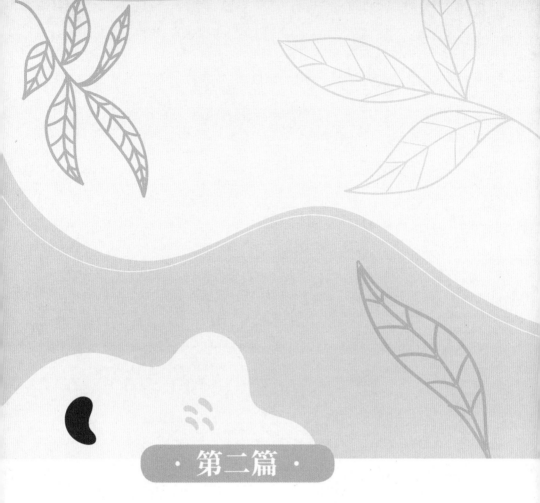

第二篇

好好爱己　远离艾滋

——青年人艾滋病防控知识

艾滋病离我们并不遥远。近年来，艾滋病在全世界，特别是在发展中国家迅速蔓延。我国艾滋病已进入快速增长期，如不能及时、有效地控制艾滋病的流行，将会对社会和经济发展造成严重影响。很多人谈"艾"色变，但很少有人知道艾滋病究竟是怎么回事。作为青年人应该懂得预防艾滋病的基本知识，避免危险行为，加强自身保护。

22. 什么是艾滋病

　　大家都会谈"艾"色变。艾滋病不是死刑，它不能定义一个人的一生，没有人应该被歧视、被孤立，包括艾滋病人、病毒携带者，我们应全面客观地去看待这种疾病，消除无端的恐惧。艾滋病真有你想象得那么可怕吗？今天就和大家聊聊有关艾滋病的相关知识。

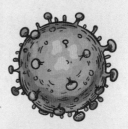

　　艾滋病（AIDS）是一种由人类免疫缺陷病毒（Human Immunodeficiency Virus，简称HIV）侵入人体后引发的严重疾病。人体免疫缺陷病毒把人体免疫系统中最重要的 T 淋巴细胞作为主要攻击目标，其大量破坏该细胞，使人体丧失免疫功能，继而发生感染，最终导致被感染者死亡。

艾滋病具有三大特点：

（1）杀伤能力强

　　一旦感染了艾滋病病毒，病毒就会开始在人体内复制，攻击人体的免疫细胞，使人体逐渐丧失免疫力，失去对其他疾病的抵抗力，变得"弱不禁风"，引发各种相关疾病甚至肿瘤。

> 　　联合国前秘书长安南曾经说过："人类面临两个威胁——恐怖主义和艾滋病。"前美国国务卿鲍威尔说："艾滋病造成的破坏远远超过恐怖袭击、军事冲突和任何的大规模杀伤性武器。"

（2）隐身能力强

从人体感染艾滋病病毒到体内的抗体被检测出，需要 2 个月至 3 个月的时间，这一段时间称为窗口期。因此，医生一般建议在发生高危行为 3 个月后对艾滋病病毒抗体进行检测，以确定是否感染。如果过了窗口期，血液中仍检测不出抗体，那就说明未被感染。但是，一旦被感染了，即使处在窗口期中无法确诊，仍是具有传染性的。

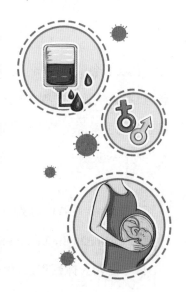

（3）传播途径多

艾滋病有三大主要传播途径，即血液传播、性传播、母婴传播。

23. 艾滋病起源之谜

艾滋病、非典型肺炎、埃博拉、新冠肺炎病毒……起源不明的传染性疾病正席卷全球各个角落。在过去的几十年里，艾滋病已经夺走了全球四千万人的生命，还有三千万人被感染，与死神殊死搏斗着。这些致命疾病究竟从何而来？

艾滋病的起源众说纷纭，不过最靠谱的说法，仍然是"自然形成说"。经过多方面研究确认，最初的艾滋病病毒来自非洲的黑猩猩。在 1999 年，研究人员在一只黑猩猩体内发现了 SIV（Simian immunodeficiency viruses，猴免疫缺陷病毒）病毒，这种病毒和人类体内的 HIV 病毒非常相似。

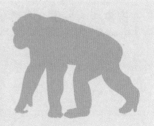

研究人员发现，黑猩猩会猎食另外两种猴子，分别是红顶白头翁和鼻斑猴，这两种猴子带有两种不同的 SIV 病毒，黑猩猩在捕食这两种猴子的时候有可能分别感染两种不同的 SIV 病毒。这就是传说中的"病从口入"吧。

两种 SIV 病毒结合起来，形成了第三种病毒，即 SIVcpz。

SIVcpz 可以在黑猩猩之间互相传染，当然也可以传染人类。

在艾滋病原发地区，当地人有猎杀大猩猩、猴子的习俗。同时，一些猴子也被当作宠物饲养。在密切接触或者宰杀的过程中，猩猩和猴子的血液很容易通过细小的伤口进入人体。SIVcpz 病毒跨物种传染给了人类。于是，HIV 病毒就这样诞生了！

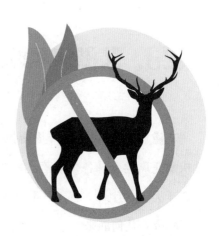

除了 HIV，还有很多新发传染病都来自于野生动物。有研究表明，野生动物是天然的"病源库"，是许多人兽共患病的携带者和自然宿主，人类对野生动物传播传染病的致病机理、传播途径的认识了解还不够全面透彻，捕捉、食用野生动物极有可能带来新的致病风险。我国有明确的规定，禁止猎捕、交易、运输、食用野生动物。

> 因此，我们要自觉保持与野生动物的"安全距离"，不打扰野生动物栖息、繁殖、活动环境，给野生动物以自由天地，就是为公共卫生安全和人民群众身体健康提供最有效的屏障。

24. 艾滋病如何在全球蔓延

1959 年，一名男子在刚果死亡，医生对他的血液样本检测后证实，这是最早确认的与艾滋病毒有关的死亡。

在当时，HIV 病毒可能通过移民和性交易从刚果首都金沙萨沿基础设施路线（公路、铁路和河流）传播。1960 年，当来自海地的专业人员返回家园时，艾滋病毒从非洲蔓延到海地和加勒比。病毒随后在 1970 年左右从加勒比海转移到纽约市，十年后转移到旧金山。1981 年美国报告首例艾滋病患者，之后不久，艾滋病迅速蔓延到了各大洲。1985 年 6 月，由上海入境的一名美籍阿根廷青年男性游客因艾滋病住院，这是出现在我国的首例艾滋病。

艾滋病仍在大流行。世界正受到流行病日益严峻的威胁。随着我们进入新冠疫情的第三年，我们也进入了艾滋病大流行的第五个十年。世界正同时经历不止一场大流行疫情——艾滋病也是一场大流行。

艾滋病在全球肆虐，已成为重大的公共卫生和社会问题，引起世界卫生组织（WHO）及各国政府的高度重视。2018 年，全球约有 3790 万艾滋病毒感染者。全球高达 90% 的新增 HIV 感染者集中在 35 个国家，非洲撒哈拉以南最严重，其次是亚洲地区和太平洋沿岸地区。中国现存活的 HIV 感染者人数居全球第 12 位。

25. 艾滋病离我们是否遥远

截至 2018 年底，我国报告的现存活艾滋病病毒感染者 / 艾滋病病人有 86 万例；2018 年新发现的艾滋病病毒感染者 / 艾滋病病人 14.9 万例，平均每小时新发现 17 例艾滋病病毒感染者 / 艾滋病病人，其中性传播比例达到 95%；2018 年报告死亡病例 3.8 万例。

2018 年，我国报告新发现的 15~24 岁青年艾滋病病毒感染者 / 艾滋病病人 1.6 万例。其中，青年学生病例 3000 多例，且 80% 以上通过男性同性性行为感染……我国艾滋病流行已进入快速增长期，如不能及时、有效地控制艾滋病的流行，将会对国家的经济发展造成严重影响。

作为青年人，每个人都有权且应该懂得预防艾滋病的基本知识，避免危险行为，加强自我保护。

人人都应该把懂得的预防知识普及给其他人，向青年宣传预防艾滋病、性病的知识，开展有针对性的性教育，保护青年，使其免受艾滋病、性病的危害，是每个家庭、每个学校、每个社区和全社会的共同责任。我们应当知道，艾滋病离我们并不遥远。

26. 艾滋病的传播方式

艾滋病的传播途径有三种：

（1）性传播

通过性交方式在同性或异性之间传播，是目前全球艾滋病的主要传播方式，大约全球 70%~80% 感染者是通过性接触（精液、阴道分泌物）感染上艾滋病。不戴安全套、性伴侣频繁更换等行为会增加感染几率。

（2）血液传播

血液传播主要是通过输入被艾滋病病毒污染的血液及血液制品传播。共用注射器吸毒、文身、穿耳洞、器官移植、共用剃须刀、共用牙刷等有可能会导致艾滋病的血液传播。

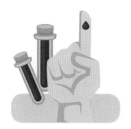
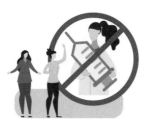
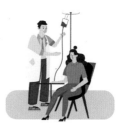

共用注射器　　　　　未消毒的针具纹身、　　　　输入未经
（针头、针管）　　　　穿刺、注射和针灸　　　安全检测的血液

（3）母婴传播

女性在怀孕期间、生育过程、哺乳期间通过血液、乳汁等方式将艾滋病病毒传播给新生儿。

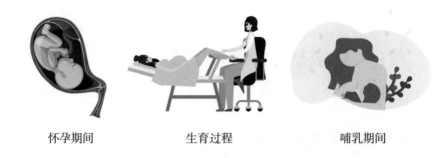

怀孕期间　　　　　　生育过程　　　　　　哺乳期间

　　HIV 感染者和艾滋病人不是一个概念。HIV 感染者是体内携带艾滋病毒，但其免疫功能还没有遭到严重破坏，没有表现出各种艾滋病的临床症状，和正常人一样生活和工作，但体内病毒具有传染性；艾滋病人通常指艾滋病感染发展到晚期，由于免疫系统缺失使得机体发生了各种机会性感染和恶性肿瘤等一系列症状的病人。艾滋病人临床表现症状有持续发热一个月以上，盗汗、腹泻、消瘦体重减轻 10% 以上。神经系统方面有记忆力减退、精神淡漠、头痛、痴呆等症状，最后因丧失免疫能力而死于任何一种疾病。

27. 日常接触会感染艾滋病吗

了解艾滋病的传播途径能帮助我们在日常生活中预防感染艾滋病病毒。

那么，哪些日常接触不会感染艾滋病呢？

（1）相互握手、拥抱、接吻

一般的礼节性的握手、拥抱，在双方接触部位的皮肤无破损的情况下是安全的。社交性的浅吻不会感染艾滋病病毒。即使浪漫的深吻，也几乎没有感染艾滋病病毒的可能。而当双方都有牙龈出血或口腔溃疡时，接吻的双方有可能经过局部破损区感染艾滋病病毒。

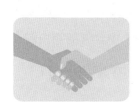 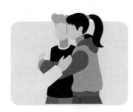 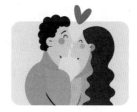

（2）公用马桶、电话机、餐具

艾滋病病毒在体外的生存能力非常弱，甚至比乙肝病毒还弱。如果病毒暴露在外界，短时间内它将被灭活。所以与艾滋病病毒感染者和艾滋病患者共用马桶、电话机、餐饮具、卧具不会感染艾滋病病毒。

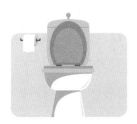 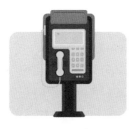 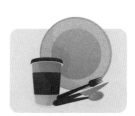

（3）一起用餐、工作、学习

由于艾滋病患者的唾液中含艾滋病病毒量很少，所以与病毒感染者或艾滋病患者一起吃饭一般是不会感染上艾滋病病毒的。艾滋病病毒不仅不能在空气中进行传播，而且在体外的环境下不易成活。所以与艾滋病患者及艾滋病病毒感染者的日常工作、学习不会感染艾滋病。

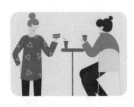 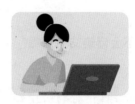 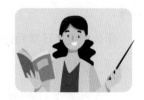

（4）公共浴池洗澡或游泳

如果艾滋病患者在公共浴池和泳池里流血，则会将病毒排入水中，但是由于大量水的稀释作用，即使接触这些血液后引起感染的可能性是很小的。另外，血液中的细胞在水的环境里会很快地破溃，艾滋病病毒离开了血液和细胞的环境就不能生存，游泳池的水中含有的漂白粉，也能很快杀死艾滋病病毒。所以游泳不会有感染艾滋病病毒的风险。

28. 蚊子不能背的"锅"

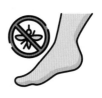

同学小张前几天拍死了一只蚊子，有点血留在他的小腿上。因为当时小张脚上有个小伤口，他马上去洗掉了蚊子血。事后小张非常担心，万一这只蚊子刚咬了艾滋病病人，这血会不会通过小张脚上的伤口传染给他呢？

首先，会吸血的全部是雌性蚊子，而它们的寿命只有 10~20 天，蚊子必须通过吸血才能让卵巢开始发育，然后才能繁殖后代。对于雌蚊来说，血是非吸不可的，它们能做的是在咬你的时候尽量轻一点，快一点，不要被你发现，这样的话，雌蚊吸完血就能安全跑路，而不是被一巴掌拍死。所以，吸血这种高风险的事，一天一次已经很刺激了。刚吸完艾滋病人的血再去吸你？这是不可能的。

其次，蚊子吸血后不会再吐出，而且蚊子口器吸附的 HIV 病毒量非常少，HIV 在蚊子体内是不能复制的。而且，蚊子传播疾病，多数是因为其唾液含有致病体，必须有足够数量的病毒，才会引起感染。

另外，HIV 在人体外的活力很弱，传染性也不强，目前所有的实验，都没有发现通过蚊子（及其他昆虫）叮咬或蚊血污染伤口能造成 HIV 传播。

所以，放心，假如蚊子在艾滋病病人和健康人身上来回不停地吸血，要达到致病的病毒量，至少要在短时间内来回上千次。目前，还没有发现因蚊子传播感染艾滋病的病例。所以，蚊虫叮咬传播艾滋病的"黑锅"，蚊子可不背。

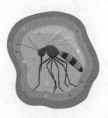

29. 为什么男同性恋者更容易感染艾滋病

1969 年，美国圣路易斯的一名 15 岁男孩因不明原因死亡。多年后，研究人员在对其封存样本进行检查后，才确诊他死于艾滋病。但是这个男孩不吸毒，没输过血，没离开过美国，甚至没有离开过自己的家乡，唯一的原因是：这个男孩是同性恋。

相比而言，男同性恋之间感染艾滋病的概率要大得多。这是因为女性阴道的上皮细胞在性交时不易有破损，而直肠黏膜上的柱状上皮细胞非常容易破，一旦出血就极易感染。男性同性行为多采用口交方式和肛交方式，这两种方式都是危险性行为。所以说，男性同性行为更容易感染艾滋病。

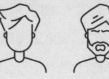

男同性恋如何预防艾滋病？

01：固定性伴侣，了解性伴的生活背景和习惯；

02：不吸食毒品，不与他人共用注射器；

03：要在医生指导下输血和使用血制品；

04：不要借用或共用牙刷、剃须刀、刮脸刀等个人用品；

05：科学正确使用安全套。

30. 艾滋病有哪些症状

艾滋病从感染到发病、死亡，一般会经过这样几个时期：高危行为、急性感染期、潜伏期、艾滋病发病期。其中能称为"最早期症状"，只有急性感染期。

（1）急性感染期

常见症状：以发热、咽痛、乏力等感冒样症状为主，可伴有皮疹（胸部、面部多见）、全身淋巴结肿大（一般无痛）等。

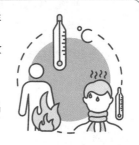

持续时间：高危行为感染后 2~4 周可出现相应症状，持续 1~3 周可自行缓解。

专家提醒：此时进行 HIV 抗体试纸检测即便结果呈阴性也不能排除感染，应及时去医院进行 HIV 核酸检测以及评估，以确定是否需要抗病毒治疗。

（2）潜伏期

常见症状：急性感染期过后，感染者进入潜伏期。处于潜伏期的患者几乎没有任何艾滋病相关症状，但病毒已经在患者体内疯狂复制，可传染其他人。

持续时间：此阶段通常会持续 5~10 年，平均 7~8 年。

专家提醒：此阶段若尽早发现并治疗，可能延长潜伏期，甚至可能使患者不发展为典型的艾滋病，得到和常人类似的正常寿命。

（3）艾滋病发病期

> 艾滋病发病期可分为"艾滋病前期"和"典型艾滋病期"。

①艾滋病前期

- 持续数月的全身多处淋巴结肿大。
- 持续数月的周期性低热和夜间盗汗。
- 体重无缘无故减轻 10% 以上。
- 全身出现各种细菌或病毒感染等。

②典型艾滋病期

艾滋病前期持续一年左右会发展到典型艾滋病期，患者会出现严重免疫缺陷，发生各种致命性感染，甚至发生恶性肿瘤，平均在半年至两年内最终死亡。

由此可见，一旦发生了高危行为，千万不要抱有侥幸或羞愧心理而拖延、忽视。一定要及时就诊，这是一场关乎性命的赛跑！

31. 性病就是艾滋病吗

很多人认为性病就是艾滋病，这种说法是不正确的，二者是有区别的！

（1）性病的主要传播途径就是性行为

与性病患者发生性行为，如果正确戴安全套，可减少传染机率。而艾滋病除了通过性传播，还可以通过其他途径传播。

（2）性病是可以通过直接接触而被感染的

如触碰到性病患者的隐私处，就有可能会感染性病病毒。而艾滋病是不会通过直接接触而被感染的，因为艾滋病毒在人体外的环境中是很难存活的。

（3）性病是可以经过间接接触而被感染的

接触过性病患者用过的卫生间、马桶、游泳池，甚至性病患者穿过的衣服等，都有可能感染性病病毒。而艾滋病毒不会通过间接接触的方式感染。

艾滋病是性病的一种，而性病不仅仅只包括艾滋病！

32. 如何预防艾滋病

艾滋病是可以预防的，记住以下几点，远离艾滋病的困扰。

（1）	遵守性道德是预防经性途径传染艾滋病的根本措施，正确使用避孕套不仅能避孕，还能减少感染艾滋病、性病的危险。
（2）	远离毒品，不与他人共用针头、针管、纱布、药棉等用具。
（3）	不轻易接受输血和血制品，如必须使用，要求医院提供经艾滋病病毒检测合格的血液和血制品。
（4）	不去消毒不严格的医疗机构或其他场所打针、拔牙、打耳洞、文身、文眉、针灸或手术。
（5）	避免在日常救护时沾上受伤者的血液。
（6）	不与他人共用有可能刺破皮肤的用具，如牙刷、刮脸刀和电动剃须刀。
（7）	婚前、孕产妇 HIV 检测，结果为阳性的女性不宜生育，母婴之间可用抗病毒药物阻断病毒的传播，减少分娩时损伤性操作，不宜母乳。

33. 何时能不再"谈性色变"

一谈到"性",很多人就会想到一些"黄色的废料",觉得难以启齿,总觉得"性"是很让人尴尬的东西。

> 近些年,随着经济的快速发展,我们的社会也发生了巨大的变化,大家在对待性的态度上也越来越开放。性开放本身不可怕,可怕的是匮乏的性知识和不安全的性行为,以及随之而来的一系列后果。

大学生是一个对新奇事物接受力很强的群体,从紧张压抑的高中步入相对自由的大学后,他们更渴望释放自己和寻求自由。大学里谈恋爱的人越来越多,恋爱免不了有性爱,但是如何健康、安全、美妙、负责地体验性,很多大学生了解的却不多。

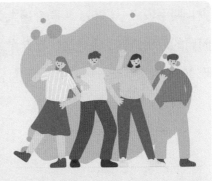

2020 年全球新增的艾滋病病毒感染者为 150 万,其中约有三分之一是 15 至 24 岁的年轻人。在中国,HIV 感染者低龄化的趋势已经显现。中国青少年生殖健康调查报告显示,我国未婚青少年中,约有 60% 对婚前性行为持比较宽容的态度,22.4% 曾有性行为。有性行为的未婚青少年中,超过半数者在首次性行为时,未使用任何避孕方法。有性行为的女孩中，21.3% 有过怀孕经历，4.9% 的人有过多次怀孕经历。我国每年有 1300 万例人流，重复流产率高达 55.9%。她们的平均年龄为 28 岁，最小的只有 13 岁。仅有 14.4% 的未婚青少年具有正确的艾滋病预防知识。

全面性教育工作对预防艾滋病将起到非常重要的作用。开展全面性教育，能够使青少年具备预防艾滋病所需要的相关知识、态度和技能，促进其安全和负责任的行为，保障其性与生殖健康和权利。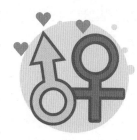

性教育恰恰是人一生中最基础的教育。性是与生俱来的，它是我们人生中不可或缺的一部分。早在 1963 年，周恩来总理就提出："要在女孩子首次来月经、男孩子首次遗精之前，把科学的性卫生知识告诉他们。要把青春期的性卫生知识交给男女青少年，让他们能用科学的知识来维护自己的健康，促进正常发育。"艾滋病防治不仅属于医学问题，更是社会学问题。全面性教育也是联合国倡导的预防青少年艾滋病病毒感染的中长期手段之一。2021 年联合国大会通过的《关于艾滋病病毒和艾滋病问题的政治宣言》将全面性教育作为预防艾滋病的重点措施之一，是实现 2030 年终结艾滋病的重要举措。

34. 你接受过性教育吗

之前曾有新闻报道，一对夫妇结婚两年，却没有进行过一次和谐的性生活，可见他们对性知识的了解是多么匮乏。书读了好多年，却很少有人好好上过一堂性知识课。其实，性教育的本质，是一种爱的教育。

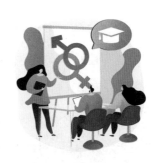

著名主持人在女儿 15 周岁那天，给她写了一封信，信里送上了四个锦囊。

> **第一个锦囊：关于恋爱**
>
> "你喜欢这个男孩，男孩也喜欢你，你们交往无妨，但不要影响成绩，如果你成绩跌落，说明你不喜欢他，好的情感是能滋生向上力量的。"
>
> **第二个锦囊：关于性爱**
>
> "性爱要在 18 岁之后，过早尝试对身体发育无好处。"
>
> **第三个锦囊：关于避孕**
>
> "如果真到了那一天，你一定要让对方戴上安全套，吃避孕药对你有伤害，切记。"
>
> **第四个锦囊：关于滥爱**
>
> "如果很多男生喜欢你，你要洁身自好，别把男生为你争风吃醋当作荣耀，这种做法不仅伤害别人，也伤害自己。"

其实性行为就像穿衣吃饭，没什么可避讳的，如何加强大学生的性教育呢？

（1）学校要开设性教育相关课程，将正确的性知识传递给学生

大学生性教育的重点应当放在大学生伦理教育与哲学教育上面，使其树立正确的人生观和价值观，鼓励学生们探讨爱情、婚姻、家庭的伦理问题和性的本质问题，进而培养树立良好的性道德。

（2）青年人自身要有强烈的性安全意识

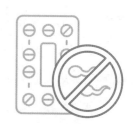

如果意外怀孕，必须到正规医院就医。同性恋者更要珍爱自己，杜绝多性伴行为，在没有保护的情况下不发生性行为。如果感染了性病、艾滋病，要勇敢面对，及时去医院就诊，更要洁身自好，不要再去感染别人。

（3）增强青年人的责任意识

由于部分青年人责任意识不强，在恋爱时持有一种游戏的心态，在出现问题时选择逃避，不仅使对方受到了伤害，也造成了非常恶劣的影响。所以青年人要树立健康的恋爱观和爱情观。

（4）增强自我保护意识，排除与合理应对"性骚扰"

形形色色的"性骚扰"给青年人带来不同程度的困扰，一些人由于没有经验，使违法犯罪分子逍遥法外，自己更是受到了伤害。青年人应对"性骚扰"要有理、有利、有节，区别不同情况，不卑不亢、刚柔并用，既要保护自己，又要对他人负责。性教育的意义在于，让其学会珍爱和保护自己、尊重与理解他人。

35. 安全套，你用对了吗

艾滋病病毒必须通过人的体液、血液才能进入另一个人体内进行传播，使用安全套可以有效地阻挡男性的精液和女性的阴道分泌物与对方皮肤、黏膜的接触，阻断艾滋病病毒的传播途径。

> 只要安全套不破裂，正确使用质量合格的安全套不仅可以避孕，还可以有效减少感染艾滋病、性病的传播风险。

安全套正确的使用方式：

（1）性行为前，必须使用一个新的安全套，注意查看生产日期、保质期和使用说明。

（2）使用前检查安全套是否有破损，小心撕开独立密封的包装袋，避免使用剪刀类的利器。

（3）分清安全套正反面，性行为的全程都要使用，用后正确脱下安全套。

（4）安全套只能使用一次，用后打结，丢到垃圾箱，不能随意丢弃。

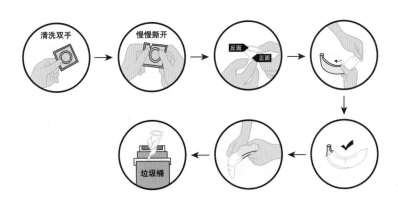

36. 感染艾滋病毒，该怎么办

人体感染上艾滋病病毒后，在相当长的一段时间内，没有明显的症状和体征，因此，从自我感觉和外表上无法确认是否感染。但感染后人体会产生艾滋病病毒抗体，此种抗体不能保护人体，只表明人体感染了艾滋病病毒。

无论谁想知道自己是否感染艾滋病病毒，都必须到各地区卫生行政部门指定的艾滋病检测机构抽血化验，检查血液中的艾滋病病毒抗体。只有化验结果为阳性才能诊断为艾滋病病毒感染者。

得知自己被艾滋病病毒感染了以后，首先不要惊慌，应去当地的权威检测部门再做一次确证试验进行核实。如果再一次被证实，你应先与当地的疾病预防控制中心和传染病医院联系。你和你的家属可以从他们那里了解和咨询自己在日常生活中应当注意些什么，了解可以在当地的哪些部门和机构求得帮助，自己如何配合治疗，以及在治疗过程中的权利和义务等。

" 感染艾滋病病毒的人，短期内不会发病。因此，应冷静地面对现实，要对生活树立信心，你可以同健康人一样生活和工作；要相信社会在发展，医学在进步，总有一天艾滋病是可以治愈的；要善待自己，积极地前往正规的医疗机构接受相应的检查，并进行治疗。
"

　　此外，要善待和爱护你的亲人、朋友以及在生活、工作中接触的每一个人，不要将艾滋病病毒传染给他人。如，过性生活要坚持使用安全套，不与他人共用针头、剃刀、牙刷等，不献血，避免怀孕。如故意将艾滋病病毒传播给他人，则应负相应的法律责任。

　　如果你的家庭成员感染了艾滋病病毒，同样也要冷静而坦然地面对这一现实，没有必要为自己的亲属感染了艾滋病病毒而感到难堪和内疚，更不要对他们采取蔑视或歧视的态度。这样不但丝毫不能改变他们已感染这一现实，而且对感染者的心理和生理健康也有害无益。

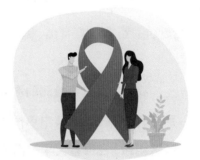

　　应该知道，任何人都有可能因不同的原因感染上艾滋病病毒。在感染者中，并不是所有人都是由于自己行为的不检点造成的，所以不要对他们采取漠视的态度，而应该像对待感染其他疾病的家庭成员一样，承担起对感染者的护理义务。

37. 关于艾滋病检测你需要知道的9件事

当发生高危行为之后，我们一定要尽可能早地到医疗机构进行 HIV 初筛检测。只有进行 HIV 检测，才能尽早地了解自己的感染状况，及时地接受治疗，保护好自己、家人和朋友。

我国艾滋病毒检测的覆盖面是非常大的，现在全国艾滋病毒检测点有3万多个，其中包括了各级疾控中心、各类医院，以及许多社区组织。在很多大学校园里，也能自助购买检测试剂。检测方式除了静脉血检测之外，还有指尖血、口腔黏膜渗出液、尿液，非常方便。不论是在社区组织的外展中心，还是在医院和疾控中心，检测者的信息都会得到严格保密。

关于艾滋病检测，你需要知道这9件事：

（1）检测缺口

2017年，世界上四分之一的艾滋病病毒感染者不知道他们的感染状况。如果人们不知道自己是否感染，就无法开始治疗，也不会知道哪种预防措施最适合自己，所以要及时进行检测。

（2）决定权在自己手中

是否进行 HIV 检测由你自己决定。任何人（包括医生、你的伴侣、家庭成员、雇主和任何其他人）都无权强迫你做检测。

（3）检测告知由你决定

医务人员有责任对你所有的医疗信息保密。进行 HIV 检测、检测的结果和对检测结果的讨论都是保密的。只有被检测者才能决定是否与别人分享检测结果。

（4）检测咨询

如果你在医疗机构进行检测，开始之前咨询师会向你介绍检测、检测结果及其含义，同时排解你可能存在的担忧。在检测之后，根据结果，你将得到专门的建议，并能了解到适用于你的各种方案。

（5）检测很容易

HIV 检测快速无痛苦，只需采集手指或手臂上的一点血液或者口腔里的一点唾液。通常会在20 分钟内知道结果，但如果样品必须送到实验室的话，时间会长一点。

（6）定期检测

任何有感染艾滋病病毒风险的人都应该及时了解自己的状况，并定期进行艾滋病病毒检测，对高危人群至少每六个月检测一次。

（7）可以在家检测

在很多地区，人们都能得到 HIV 自测工具，所以在家里就可以知道自己的感染状况。一旦发现感染 HIV，要到医疗机构进行复查，并得到适当的预防、治疗和关怀，这是非常重要的。

（8）检测总会有帮助

不管是阴性还是阳性，HIV 检测总是有帮助的。知道自己状况的人要么可以获得治疗，挽救自己的生命，要么可以得到预防措施，避免自己和心爱的人感染 HIV。

（9）确认结果

检测结果阴性的意思是没有感染 HIV，

你可以放心了，但是需要谨记窗口期，即感染了 HIV 但是检测不出阳性的这段时期，如果你继续有感染的风险，应该考虑在 6 至 12 个月之内再次检测。如果检测结果为阳性，那么要再检测一次以确定检测的结果。有时，第二次检测的结果未必和第一次一样，在这种情况下，建议 6 周之后再检测一次。然而，如果两次检测在使用不同样本的情况下结果都是阳性，那么可以确诊为阳性，需要尽快开始治疗。

现在，抗病毒治疗和组合用药能有效地抑制感染者体内的病毒，维持人体免疫系统的健康，使感染者过上和非感染者一样的健康生活。早诊断、早治疗、坚持有效治疗，人人都有权享受健康生活。

38. 如何治疗艾滋病

艾滋病的治疗主要有心理治疗、营养治疗、对症治疗、预防机会性感染、基因治疗、免疫治疗、中医药治疗、抗病毒治疗等。当前临床上对艾滋病患者采取的上述综合性治疗，只能达到缓解症状、延长生存期的目的。

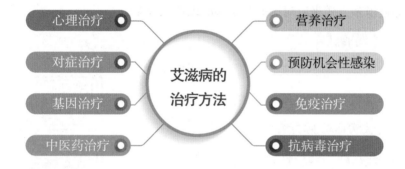

目前艾滋病最有效的治疗方法是高效抗逆转录病毒疗法（俗称"鸡尾酒疗法"）。1996 年，美籍华裔科学家何大一发明了联合使用三种以上的不同类型药物的高效抗逆转录病毒疗法，用以抑制艾滋病，疗效显著。该方法可以灭活血液中 99.9% 的艾滋病病毒，使艾滋病患者的生存期大为延长，为患者等待更有效地救治艾滋病的新药、新疗法的出现赢得了时间。

39. 无论何时，要接纳自己

许多艾滋病毒感染者在最初面对检测结果、得知自己感染了艾滋病毒的时候，往往会有强烈的情绪反应，包括恐惧、愤怒和不知所措。这些感觉和想法都是正常的。

无论何时，接纳自己并积极寻求专业帮助一定是最有用的。你可以通过很多方式来应对这些情绪和心理健康问题。

（1）否认

当被诊断感染艾滋病毒时，有时人们的第一反应是——这不是真的！人们可能会认为艾滋病毒检测的结果是错误的，这是正常的第一反应。在这种情绪下，人们或许不能及时采取某些预防措施或立即开始使用治疗艾滋病的药物，以及寻求必要的帮助和医疗支持。

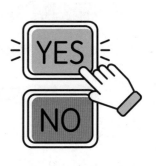

应对方法：你可以和你信任的人谈谈你的感觉。这样做很重要，这是得到你需要的照顾和支持的第一步。

（2）愤怒

愤怒是另一种常见的表现。许多人对如何感染病毒感到不安，或者因为不知道自己已经感染了病毒而感到愤怒。这些感觉通常与接收到诊断结果后的无助感和崩溃感有关。

应对方法：

 ①与他人谈谈你的感觉，比如支持团体中的人，或者是心理学家、社工或朋友。

 ②试着做一些活动，比如园艺、散步或跳舞，来缓解你可能正在经历的紧张和愤怒。

 ③避免接触可能让你感到愤怒或紧张的情景，包括某些人、地方和事件。

（3）悲伤或抑郁

当你得知自己感染了艾滋病病毒时，感到悲伤也是正常的。如果随着时间的推移，你发现悲伤的情绪没有缓解或变得更糟，就和提供医疗服务的人谈谈。如果长期感到悲伤或者陷入抑郁情绪，你可能需要寻求一些抑郁症相关的咨询和帮助，和专业的心理咨询师或是精神科医生聊聊。

应对方法：

 ①和你的医生谈谈抑郁症的治疗方法，比如药物治疗。

 ②开始艾滋病毒治疗（抗逆转录病毒疗法）。如果你还没有这样做的话，为了你自己的健康采取这一积极的步骤可能有助于治疗抑郁症。

 ③加入一个支持团体。

④多和支持你的人在一起，比如家人和朋友。

无论你正在经历什么，寻求心理咨询师和精神科医生的专业治疗通常是有用的，从他们那里你可以获得所需的支持。但需要注意的是，找到治疗抑郁症的正确方法通常需要时间，康复也需要时间，因此不要急躁，给自己一些时间。

有时人们也可能会出现自杀的念头，这时你需要及时向身边信任的人以及专业医务人员寻求帮助。

（4）恐惧和焦虑

恐惧和焦虑可能是因为不知道现在你是否感染了艾滋病毒，或者不知道别人发现你感染了艾滋病毒后会如何对待你。你也可能害怕告诉人们——朋友、家人和其他人——你感染了艾滋病毒。

恐惧会让你心跳加速，或者让你难以入睡，焦虑也会让你感到紧张或烦躁，恐惧和焦虑可能会让你出汗、头晕或呼吸急促。还有些人会通过回避行为或不知所措来度过焦虑和恐惧。

应对方法：

 ①如果焦虑的感觉没有随着时间的推移而减轻，或者如果它们变得更糟，就和提供医疗服务的人谈谈治疗焦虑的方法。

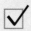 ②尽可能多地了解艾滋病毒。

 ③开始艾滋病毒治疗。采取行动控制艾滋病毒将保护你和性伴侣的健康，这可能会减轻你对未来的恐惧。

 ④与你的朋友、家人和医疗服务提供者交谈。

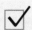 ⑤加入一个支持团体。

 ⑥帮助处境相同的其他人，例如在艾滋病毒服务组织做志愿者。这可能会增强你的力量，减轻你的恐惧感。

（5）压力

如果你感染了艾滋病毒，你和你爱的人可能会比平时面临更多的压力。当压力确实发生时，重要的是要认识并处理它。下面讨论一些应对压力的方法。

应对压力的方法：

 ①照顾好自己。确保你得到足够的休息，好好吃饭。如果你因睡眠不足而烦躁不安，你将没有精力去处理紧张的情况。如果压力使你无法入睡，你应该向专业的医生寻求帮助。

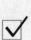 ②尝试体育活动。当你紧张、生气或心烦意乱时，尝试通过锻炼或其他活动释放情绪，包括但不限于散步、瑜伽和园艺。

 ③交谈。和别人谈论你的担忧是有帮助的。

 ④发泄。大哭一场可以缓解你的焦虑，甚至可以预防头痛或其他身体问题。深呼吸也能释放紧张情绪。

让身体和心灵保持最美年华——青年人健康知识汇编

40. **面对艾滋病我们能做什么**

　　青年人既是预防艾滋病的重点人群，又是战胜艾滋病的生力军。选择恐慌不如积极面对，重科学、不歧视，才是我们抗击艾滋病的有效途径。面对艾滋病我们要做到以下几点：

（1）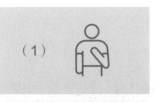 关心和维护自己的健康，坚持健康的生活方式，接受检测、远离毒品。

（2）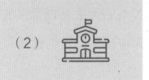 在所在学校、班级、社团开展艾滋病同伴教育活动。

（3）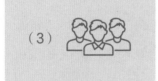 开展基线调查，了解当代大学生群体对性、防治艾滋病的态度和行为，有利于更好地开展防治艾滋病宣传。

（4）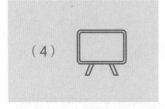 开展宣传活动，在校园、社区等场所通过发放宣传材料、设计制作展板、宣传画、表演节目等形式开展防治艾滋病宣传。

（5）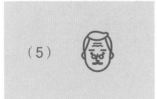 参与关怀活动，参与艾滋病致孤儿童、孤老的帮扶活动，为他们送去温暖和关爱。

41. 世界艾滋病日的由来

12 月 1 日是世界艾滋病日，其设立旨在提高公众对艾滋病在全球传播的意识。

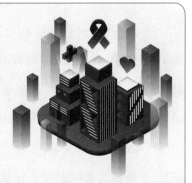

> 1988 年 1 月，世界卫生组织在伦敦召开了一次"全球预防 HIV/AIDS 规划"的部长级高级会议。这次会议提出，把 1988 年作为全球预防 AIDS 年；把每年 12 月 1 日作为全世界宣传防治 AIDS 的日子，即世界艾滋病日。从此，这个概念被全球各国政府、国际组织和慈善机构采纳。以后每年的 12 月 1 日都是"世界艾滋病日"以号召全世界人民行动起来，共同对抗艾滋病。

另外，"世界艾滋病日"也称为"世界同 HIV/AIDS 作斗争日"。

设立"世界艾滋病日"的目的：

（1）	让人们都知道 HIV/AIDS 在全球范围内是能够加以控制和预防的。
（2）	让大家都知道，预防 HIV/AIDS 很重要的一条就是每个人都要对自己的行为负责。

（3）	通过"世界艾滋病日"的宣传，唤起人们对 HIV/AIDS 患者的同情和理解，因为他们的身心已饱受疾病的折磨，况且有一些患者是无辜的。
（4）	希望大家支持各自国家规定的防治 HIV/AIDS 的规划，使全球人民共同行动起来，支持这方面的工作。

在第一个"世界艾滋病日"这一天，即 1988 年 12 月 1 日，世界各国的政党领袖、医生、摇滚乐歌星、足球运动员和普通男女，纷纷表明了自己的看法，世界各国都行动起来支持这项伟大的事业。从那以后，"世界艾滋病日"受到了联合国以及各国政府、团体和个人的支持。这一天成为全球人类共同对付 HIV/AIDS 的宣传活动日。

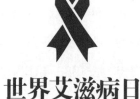

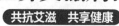

世界艾滋病日

共抗艾滋　共享健康

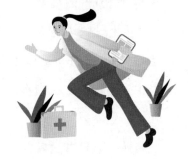

42. 该如何与歧视共处

很多人认为歧视比艾滋病更可怕。疾病、生死、歧视、偏见……尽管现在艾滋病与慢性病几乎无异，却依然能让人经历人间冷暖。

面对歧视，我们该做些什么？下面分享一个故事，希望通过真实的事件引发人们的思考：

阿木（化名）是一名公司白领，也是一名 HIV 感染者。十年前，阿木因被人恶意传播感染 HIV，当时他没有及时服用阻断药。就这样，他成为了一名 HIV 感染者。

因为感染了 HIV，阿木的飞行梦宣告破碎，失去入伍资格，他的人生在那一年被 HIV 改写了。

由于阿木当时身体状况较好，不符合"四免一关怀政策"，无法领取国家免费 HIV 药物，没有接受治疗。渐渐地，他开始出现流鼻血、头晕等症状，血小板降低至个位数，这意味着，但凡他的体内有任何一处微小的伤口，都会导致血流不止，直到死亡。很幸运，阿木在北京医生的医治下，挺了过来。之后，他开始接受抗病毒治疗。开启了新的人生旅程。

每天早上 9 点半准时吃药。和早睡早起、多吃蔬菜这类习惯不同，吃药是一个一天都不能停的"习惯"。换句话说，如果想要健康地活下去，阿木就不得不每天重复这个"习惯"。

2017 年，阿木大学毕业后来到北京，进入一家互联网公司。他性格开朗，喜欢交朋友。很快阿木就认识了一位好朋友。工作上相互帮助，生活上相互照顾，无话不谈，无话不说。

直到有一天，阿木被领导叫到办公室。领导语重心长地对他说："你可能不太适合继续在现任岗位上工作，因为同事会比较介意。"后来阿木才知道，那个介意他的同事，正是他的好朋友。原因是，朋友正在怀孕，不能接受与 HIV 感染者共事。

从那之后，阿木的简历"劣迹斑斑"。总有人因为艾滋病为由辞退阿木，但阿木从没有放弃自己。

如何与歧视共处？

平静地面对歧视，学会换位思考。既然人们对 HIV 的歧视不能在短时间内改变，那就让自己的内心变强大，远离令自己不开心的人，建立起一套防御机制，保护自己。

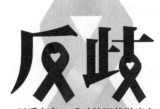

反歧

以爱之名，反对歧视艾滋病人
给他们一个平等的公众环境

现在的阿木加入了关注 HIV 反歧视倡导组织，成为一名志愿者，推动更多感染者完成自我认同，推动身边的人消除对 HIV 的恐惧。

> 要相信，人是会改变的。即使我们能够推动的改变只是一点点，要坚信，小溪也能汇聚成大江大河，这世间的善良与爱，也能积少成多。

"如果我们孤立他人，就永远无法保障健康权，无法终止艾滋病疫情，"联合国艾滋病规划署执行主任米歇尔·西迪贝说。不积极消除无知的观念、停止错误的行为，歧视就不会凭空消失。终止歧视需要每一个人的行动。没有人应该因为艾滋病感染状况、年龄、性别、社会性别身份、性取向、残疾、种族、民族、年龄、语言、地理位置、移民状况等原因被歧视。

43. 携手抗艾，健康中国

新冠疫情防控让我们认识到人类的文明史就是一部同传染病的斗争史，无论是新冠肺炎病毒还是艾滋病病毒，都给人类生命和健康带来严峻挑战，深刻地改变人们的生产生活。

当下，全球还有数以千万计的感染者和病人正在承受艾滋病病毒的折磨。虽然反歧视活动取得积极成效，但社会歧视在一定程度上依然存在，还有一些人戴着有色眼镜，向感染者投以异样的目光，不能公平、平等地看待和对待他们。

人们对艾滋病病毒感染者的歧视源于无知和偏见。

（1）相信科学

关爱感染者不会给自己的健康带来更大风险。

（2）相信关爱

关爱感染者是社会文明进步的标志。每一个感染者都是普通人，绝大多数都心地善良、热爱生命，他们和我们一样具有生存的权力。因为身体已经受到了艾滋病病毒的折磨，他们已经处于弱势，精神就需要得到更多的理解和帮助，以获得战胜病魔的勇气和力量。没有人对艾滋病具有免疫力，关爱艾滋病感染者就是关心弱势群体。

（3）相信政府

施行"四免一关怀"是我们的国家政策。国务院要求，加强医疗保障、关怀救助、权益保护，减轻艾滋病病毒感染者和病人医疗负担、提高生活质量、促进社会和谐，加强艾滋病防治定点综合医院及传染病医院的学科和能力建设，提高综合诊疗能力，保障感染者和病人的诊疗权益。确保感染者和病人拥有基本医疗、基本养老、基本生活保障等权益。为艾滋病致孤儿童和感染儿童及时、足额发放基本生活费，保障受艾滋病影响儿童接受教育的合法权益。

（4）相信法律

任何单位和个人不得歧视艾滋病病毒感染者、艾滋病病人及其家属。《中华人民共和国传染病防治法》规定：疾病预防控制机构、医疗机构不得泄露涉及个人隐私的有关信息、资料。《中华人民共和国基本医疗卫生与健康促进法》提出：公民应当尊重他人的健康权利和利益，不得损害他人健康和社会公共利益。《艾滋病防治条例》明确要求：艾滋病病毒感染者、艾滋病病人及其家属享有的婚姻、就业、就医、入学等合法权益受法律保护。

重要的是，每个人都要告诉自己，消除歧视，善待感染者。一份爱心就会给感染者增加一份与病魔抗争的勇气，感染者就多了一份战胜艾滋病的希望。只要大家能够从生活上去关心他们，多听听他们的心声，从行动上帮助他们，让他们知道人间有真情、世界充满了温暖，这才是实现艾滋病防控目标、建设健康中国共同的奋斗目标。

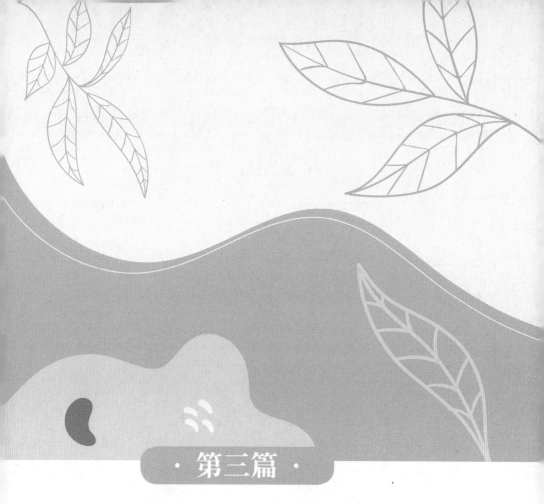

·第三篇·

享受生活　更要健康
——青年人健康生活方式

疾病永远不会"嫌弃"你年轻，很多慢性病开始呈现年轻化趋势。现代社会的生活或工作改变了很多年轻人的生活习惯，膳食不合理、作息不规律、锻炼不得当、心理压力大让健康与青年人渐行渐远。要知道，成功的路上，年轻不是资本，健康才是基础。掌握正确的健康知识，养成良好的生活习惯，才是通往成功的必由之路。

44. 是什么改变了健康

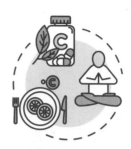

　　世界卫生组织对影响健康的因素进行过总结：健康 = 60% 生活方式 + 15% 遗传因素 + 10% 社会因素 + 8% 医疗因素 + 7% 气候因素。

> 　　由此可见，生活方式是影响健康的重要因素。健康的四大基石：合理膳食、适量运动、戒烟限酒、心理平衡。

哪些是健康的生活方式呢？

- 每周进行至少三次，每次至少 30 分钟的有氧运动。
- 生熟要分开，饭菜要做熟，生吃瓜果要洗净，不吃过保质期的食物。
- 一日三餐，定时用餐。
- 膳食要多样，以谷类为主；多吃蔬菜、水果和薯类。
- 常吃奶类、豆类或其制品；经常吃适量的鱼、禽、蛋和瘦肉。
- 饮食要清淡少盐，少吃肥肉和荤油。
  ①每天油摄入不超过 25~30 克；
  ②每天盐摄入不超过 6 克。

- 饮用煮开的水或安全的水，每天不少于 1200 毫升。
- 不吸烟，不在公共场所吸烟，拒绝被动吸烟。
- 不饮酒、少饮酒、不酗酒。
- 每天都有 7~8 小时的睡眠。
- 每年进行 1 次健康体检。
- 每天早晚刷牙，饭后漱口。
- 养成良好的用眼习惯，不在太暗或太亮的光线下看书或写字，不躺着、走路或乘车时看书。
- 饭前饭后、便前便后要洗手；肥皂搓双手至少 20 秒，用流动水冲洗。
- 不随地吐痰，咳嗽、打喷嚏时遮掩口鼻。
- 经常开窗通风，保持室内空气流通。
- 遵守交通规则，不酒后驾车。
- 知道并会正确拨打急救电话。
- 履行防治传染病等公共卫生义务，关注健康相关信息，接受免疫接种。

45. 养成健康合理的饮食习惯

中国人讲究"民以食为天"。如今，人们越来越关注饮食健康问题，但究竟怎么吃才是合理科学的？

- 保证食物多样，每天选择食物品种达到 12 种以上，每周达到 25 种。

- 每天保证足量的谷类、薯类摄入，粗细搭配。

- 每天吃新鲜蔬菜 300~500 克，深色蔬菜最好占一半。

- 每天吃新鲜水果 200~350 克，少用果汁饮料代替鲜果。

- 每天坚持饮奶 300 毫升或食用相当量的奶制品（鲜奶 300 毫升、酸奶 300 毫升、奶粉 40 克）。

- 常吃适量的鱼、虾等水产品（每天 40~75 克）、蛋（40~50 克）、禽肉和畜肉（40~75 克）。

- 适量吃大豆及坚果类食物，每天摄入相当于 25~35 克黄豆的豆制品或坚果。

- 控制烹调用油，每人每天烹调用油摄入量不宜超过 25 克。

- 限制盐摄入，健康成年人一天食盐（包括酱油和其他食物中的食盐量）摄入量不超过 6 克，最好能控制在 5 克以内。

- 坚持一日三餐，早餐吃好，午餐吃饱，晚餐适量。

- 足量饮水，每天喝水 1500~1700 毫升，少喝或不喝含糖饮料。

46. 不吃早餐会变瘦吗

不吃早餐不但不会变瘦，还可能会增重。很多女生为了减肥都会自动忽略掉早餐，以为可以减肥，其实这是错误的想法。

> 长期空腹不吃早餐，身体误以为处于缺乏食物的"饥荒期"，一旦再进食，身体就会不舍得浪费食物中的营养成分，易致午餐或晚餐食量增加且身体吸收能力更好，食物易变成脂肪储存在体内。

一顿丰富的早餐可以提高你一整天的新陈代谢，也可以让你减少午、晚餐的摄入量。所以，早餐不但不是发胖的一餐，反而是可以帮助你瘦身的一餐。

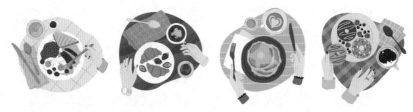

按时吃早餐对于身体有很多好处。

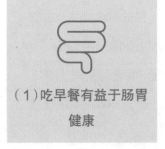

（1）吃早餐有益于肠胃健康

我们肠胃经过一夜的休息之后，会按时工作，如果不吃早餐，胃液分泌过多，会对胃部造成伤害。按时吃早餐有利于肠胃持久地蠕动，帮助胃部正常运转。

（2）吃早餐可以补充足量的血糖

（3）吃早餐可以保持大脑有活力

早餐含有丰富的营养成分和营养元素，可以有效补充人体所需要的营养成分，特别是适量的糖分，防止低血糖导致的头晕、没力气。特别是身体比较虚弱的女孩子，食用早餐可以有效改善体质，有利于身体健康。

大脑需要足够的养分支撑，长期缺乏养分，会导致脑萎缩。每天按时食用早餐，可以让大脑正常运转，保持大脑活力和精力。对于正处在生长发育期的学生而言，每天按时吃早餐，有利于大脑的正常发育，提高大脑活力。

吃早餐的重要性，现在大家明白了吗？那么早餐应该吃什么呢？

47. 早餐该吃点啥

你知道吗？按时吃早餐对身体有很多好处，早餐一定要吃，而且一定要吃得营养和丰富。

有营养的早餐要包括四大类：

- 谷薯：红薯、燕麦等谷薯类主食。
- 蛋白质：肉类、蛋类、奶类、豆类等。
- 蔬菜：黄瓜、生菜、西红柿等。
- 水果：苹果、草莓、樱桃等。

（1）谷薯

早餐要以红薯、燕麦等谷薯类主食为主，尽量少吃油条、炸糕等油炸食品。

（2）蛋白质

早餐中要有肉类、蛋类、奶类、豆类等蛋白质含量高的食物，保证优质蛋白的摄入。

（3）蔬菜

早餐中蔬菜也是必不可少的，可以搭配一些黄瓜、生菜、西红柿等简单易做的蔬菜，为身体提供维生素和膳食纤维。

（4）水果

早餐中还要有水果，建议吃应季、本地的水果，比如春天吃草莓、樱桃；夏天吃瓜果类；秋天吃苹果、梨、葡萄；冬天吃柿子等。注意果汁不能代替水果，蔬菜和水果也不能互相代替。

48. 秋天的第一杯奶茶，你敢喝吗

这两年，"秋天的第一杯奶茶"打动了无数少男少女的心，在冷冷的秋天来一杯热乎乎的奶茶，心里特别温暖。

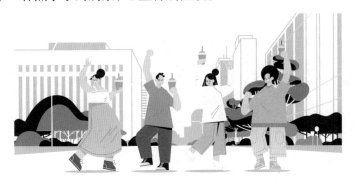

你可知这杯味美可口的奶茶中藏着的秘密？长期喝奶茶到底对身体有什么影响？

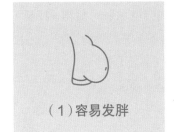

（1）容易发胖

　　奶茶是典型的高糖、高油脂、高热量饮品。一杯奶茶的热量几乎跟一份普通盒饭一样。长期喝奶茶，人体的血脂、胆固醇会明显升高，体重也会飙升。

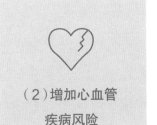

（2）增加心血管
疾病风险

　　除了高热量以外，一些奶茶里面添加了奶精，奶精中含有反式脂肪或饱和脂肪，会诱发血管硬化，大幅提高心脏病、脑血管病变的风险。

让身体和心灵保持最美年华——青年人健康知识汇编

（3）影响学习与记忆力

奶茶含有大量糖分，会让血糖迅速飙升，而高血糖会导致记忆力下降。此外，身体吸收过多的糖分后，还会造成"胰岛素抵抗"，影响学习与记忆力。

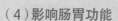

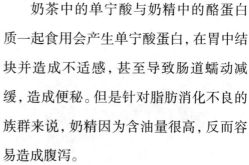

（4）影响肠胃功能

奶茶中的单宁酸与奶精中的酪蛋白质一起食用会产生单宁酸蛋白，在胃中结块并造成不适感，甚至导致肠道蠕动减缓，造成便秘。但是针对脂肪消化不良的族群来说，奶精因为含油量很高，反而容易造成腹泻。

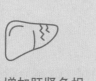

（5）增加肝肾负担

一些市售奶茶一般都是用奶精、人工香料、糖精、色素等调配而成，长期饮用这些人工添加剂会增加肝肾负担，甚至可能致癌。

49. 水是最好的"医生"

水是生命的源泉，是我们人体不能缺少的物质。我们身体每天都要补充水分，每天都需要多喝水，这样可以帮助我们保持身体的健康。

每天多喝水有哪些好处呢？

（1）多喝水让人保持最佳状态

足量饮水能够使心脏更有效地泵血，体内水分有助于血液输送氧和其他细胞必需的养分。如果体内有足够的水分，能起润滑作用的关节囊液、浆膜液可使器官之间免于摩擦受损。如果感觉疲惫，很可能是脱水引起的，要及时补充水分。

（2）多喝水可以延缓衰老

水能滋润皮肤，皮肤缺水，就会变得干燥、失去弹性，显得面容苍老。水能加快新陈代谢，使人有饱腹感。因此，我们可以用水取代高热量的饮料，饭前喝一杯水能让自己感觉更饱。多喝水能使新陈代谢更旺盛。

（3）多喝水可以预防疾病

由于水同纤维一样，对保持消化系统正常运转至关重要。水有助于分解废物，能使它们顺畅地通过消化道排出体外，减少结石。现在肾结石发病有上升趋势，原因之一就是人们的饮水量太少。尿液中盐分或矿物质含量过高将会导致肾结石出现，而水能稀释这些成分。

50. 警惕那些每天都吃的食物

很多人都知道高盐、高油食品会影响健康，越来越多的人开始改变自己的口味，选择低盐清淡的食物。说到高盐食品，多数人会想到的都是烹调时加的盐、酱油、鸡精等。

但是，面包中也含有较多的盐，你了解吗？

面包是焙烤食品中历史最悠久的，随着生活节奏的加快，面包的消费量越来越大，备受年轻人的青睐。年轻人和上班族为了方便、节约时间，经常会将面包作为早餐，取代传统的中式早点。很多人认为，面包和馒头一样，怎么面包还含有盐呢？

在烘焙面包的过程中，盐是基本的原料之一，因为盐能够增加面包的风味、对面团中的面筋增加吸收水分的性能，增加面筋的强度。所以面包中含有较多的盐分。

那么，多吃盐有什么危害呢？

> 高盐饮食影响人体健康，全球疾病负担研究显示，我国因高盐饮食导致的死亡占全部死亡的 12.6%。慢性病、肿瘤、心血管疾病、慢性肾病导致的死亡都与高盐饮食有关。减少膳食钠盐的摄入不仅可预防高血压，也是降低心血管病发病和死亡风险的重要手段。

因此，要减少面包中的盐摄取量，要学会查看食物营养标签，优先选购更为营养、低盐的面包。

51. 好吃的羊肉适合所有人吗

蒸羊羔、烤羊排、涮羊肉、熬羊汤，这是多少年轻人餐桌上的美味……中医认为，羊肉性温热，补气滋阴、暖中补虚、开胃健力，因此，冬季食用羊肉，可促进血液循环，加速新陈代谢，收到滋补和防寒的双重效果。再加上羊肉肉质细嫩，容易消化吸收，同时比猪肉和牛肉的脂肪、胆固醇含量都要少，很多人认为在冬季里多吃羊肉有助于提高身体免疫力，还不会发胖。

"中国居民平衡膳食宝塔"中明确指出，一个人每天摄入畜禽类不能超过 75 克。因此，切忌暴饮暴食羊肉，要小心蛋白质摄入过量，增加胃肠道负担。

羊肉也并非人人都适合吃，阴虚火旺、咳嗽痰多、消化不良、关节炎、湿疹及发热者应忌食。体内有炎症、高血压患者、肝病患者、肿瘤患者等人群，也不适合进补羊肉。因为羊肉中蛋白质含量较高，肝病患者食用后可能造成肝脏不能完全代谢，加重肝脏负担，使肝脏病复发。胃肠功能较虚弱的人群，若食用富含高蛋白质的羊肉，可能会导致消化不良等问题。羊肉虽然滋补，但食用过多也会引发各种疾病。

人体所需的蛋白质除了在肉类中获得外，我们还可以用牛奶、豆类来替代获得，但是 B 族维生素、必需脂肪酸以及锌、铁等矿物质，是无法用蔬菜水果来替代的。

因此，合理膳食、食物多样才是保持健康的良方。羊肉再好吃，也不要贪多呦！

52. 520 仅仅是 "我爱你" 吗

　　"从明天起，关心粮食和蔬菜……面朝大海，春暖花开"，记得在 5 月 20 日这一天，和你爱的人一起关心营养健康，毕竟健康才是幸福之基。5 月 20 日是中国学生营养日，2021 年中国学生营养日的主题为 "珍惜盘中餐粒粒助健康"，这正是让我们杜绝浪费，拥有健康的饮食习惯。近年来，习近平总书记一直高度重视粮食安全，提倡 "厉行节约、反对浪费" 的社会风尚，多次强调要制止餐饮浪费行为。"光盘行动" 已经成为我们每个人身边的一件大事了。我们要 "珍惜盘中餐"，不仅因为 "粒粒皆辛苦"，而且 "粒粒助健康"。

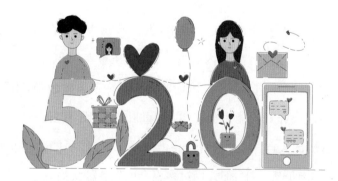

53. 粒粒助健康，有学问的大米

大米是我们的主食之一，它可以提供丰富的维生素、谷维素、蛋白质、花青素等，还具有益气、健脾、养胃等作用。但是如何正确地吃大米，达到健康饮食的目的，这其实也是一门学问。

（1） "淡"一些	尽量不要在米饭当中加入油脂、盐和酱油等调味品，以免增加额外的盐分，因此，炒饭最好少吃。
（2） "粗"一些	尽量减少精白米饭，也要少吃糯米食品。它们的血糖反应过高，对控制血糖和血脂也很不利。可以掺一些糙米、黑米、胚芽米等，这些都有着比较"粗"的口感。
（3） "乱"一些	尽量不要用单一的米，而是米、粗粮、豆子、坚果等一起吃。加入这些食品材料，一方面增加了 B 族维生素和矿物质，另一方面还能起到蛋白质营养互补的作用，能够在减少动物性食品的同时保障充足的营养供应。
（4） "色"一些	尽量选择有色的米，并用其他的食品配合米饭，让米饭变得五颜六色，就能在很大程度上改善其营养价值。比如说，煮饭时加入绿色的豌豆、橙色的胡萝卜、黄色的玉米粒相配合，既美观，又提供了维生素和类胡萝卜素，特别有利于预防眼睛的衰老。

总之，每种食物都有自己的优势，食物多样化才是合理膳食的根本。

54. 动一动，更健康

来来来，让我们一起做"刘畊宏女孩"，天天燃烧卡路里。"仙丹妙药灵芝草，不如天天练长跑。"俗话说，练出一身汗，小病不用看。生命在于运动。科学运动能促进血液循环，加快新陈代谢，增强体质，改善精神面貌。所以，青年人应该多参加体育运动。

大学生应该如何科学运动呢？

（1）制订运动计划

由于大学比较自由，没有课时大学生可能会很晚起床，有时候在宿舍一待一天都不出门。所以最好给自己定一个体育锻炼的目标，让自己每天按时去锻炼。每天至少运动 30 分钟，养成规律运动的习惯。

（2）增加运动趣味

自己一个人锻炼可能会很无聊，可以约上好友或是室友一起去，或者参加一些有体育性质的协会。大学里有很多学生组织的协会，例如车协、轮滑协会等，这样不仅能够增加趣味性，还能增进人际交往。

（3）避免运动损伤

学校操场一般都会有免费的健身设备，想练肌肉的可以去举重、做仰卧起坐等。但在运动前要请教专业运动人士，采取必要的防护措施，避免运动损伤。

大学生运动有哪些好处呢？

  ■ 运动是控制体重最有效的方式，运动有助于改善体型，调节松弛的肌肤，控制热量的摄取量，使人变得健康。

  ■ 运动有助于消除精神的紧张和学习压力，排解负面情绪。运动课程的参与为社交机会之一。

  ■ 运动可以增加心肺功能，减少心脑血管疾病的患病危险性。

健康提示：

  世界卫生组织最新身体活动指南建议成年人每周至少进行 150 至 300 分钟的中等到剧烈的有氧活动。成年人可以将每周中等强度有氧活动增加到 300 分钟以上，或者可以进行 150 分钟以上的剧烈强度有氧活动；或等量的中等强度和剧烈强度进行组合，这样对健康更好！

55. 运动健身"三部曲"

一次完整体育健身活动应包括准备活动、基本活动和放松活动三部分。

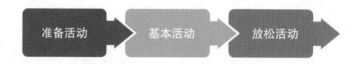

（1）准备活动

准备活动是指主要体育健身活动开始前的各种身体练习。准备活动的主要作用是预先动员心肺、肌肉等器官系统的机能潜力，以适应即将开始的各种健身活动，获得最佳运动健身效果，并有效地预防急性和慢性运动伤害。准备活动的时间一般为 5~10 分钟，主要包括两方面内容。

一是进行适量的有氧运动，如快走、慢跑等，使身体各器官系统"预热"，提前进入工作状态。

二是进行各种牵拉练习，增加关节活动度提高肌肉、韧带等软组织弹性，预防肌肉损伤。

（2）基本活动

基本活动是体育锻炼的主要运动形式，包括有氧运动、力量练习、球类运动、中国传统运动健身方式等。基本活动持续时间一般为 30~60 分钟。在一次体育健身活动中，需要选择合适的运动方式、控制适宜的运动强度和运动时间。在一周的体育健身活动安排中，体育健身活动者可以根据自身情况，选择不同的体育健身活动方式和运动强度。

（3）放松活动

放松活动是指主要体育健身活动后进行的各种身体活动，主要包括行走（或慢跑）等小强度活动和各种牵拉练习。体育健身活动后，做一些适度放松活动有助于消除疲劳，减轻或避免身体出现一些不舒服症状，使身体各器官系统机能逐渐从运动状态恢复到安静状态。做一些牵拉练习有利于提高身体柔韧性。

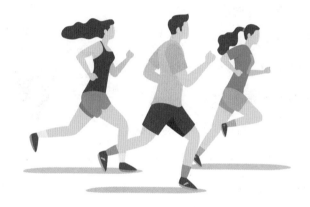

56. 体重管理真的很难吗

对于肥胖的人来说，"管住嘴，迈开腿"的道理大家都懂，但实施起来好像并不容易，大部分的肥胖人群空有减重的理想，制订无数的减肥计划，但现实却是体重并没减轻。

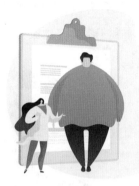

体重管理真的那么难吗？

卡路里是衡量我们吃的食物的能量标准，要减肥，每天需要减少摄入 500~700 卡路里的热量，或者消耗比你吃的食物更多的卡路里。

如何制订你的体重管理计划呢？

（1）选择低卡食物

平时选择食物时注意食品标签上的卡路里和营养成分，尤其注意隐藏的卡路里，比如脂肪制作的调味品、加糖食品都含有大量的卡路里。

（2）控制食物和食量

在你实施减肥计划前，记录你现在所吃的食物及食量，可以少食多餐，每天吃 4~5 顿，平均分配一天的卡路里，少吃零食，多吃水果和蔬菜。饿的时候尽量不要去商店，避免购买零食，可以只吃一勺冰激凌，而不是购买一盒冰激凌储藏在冰箱中。

（3）养成良好的进食习惯

饭前先喝一杯白开水，用小的碗和碟子吃饭，吃饭时要细嚼慢咽。吃饭时，不要做其他的事情，比如看电视或玩手机。

（4）增加运动量

如果你长时间不运动，或者体重严重超重，应逐步增加你的运动量。开始时每次散步 10 分钟，然后每天增加到 30~60 分钟或增加更多的运动量。

（5）学习管理压力

保持健康的心态和充足的睡眠。控制和减轻体重从来就没有捷径，只有找对方法，持之以恒。

57. **远离吸烟的人**

中国是世界上最大的烟草生产国、消费国和受害国，中国有 3.5 亿烟民，每年死于烟草相关疾病的人数为 120 万。世界卫生组织警告，每 4 个吸烟者中，就会有 3 个死于吸烟导致的疾病。

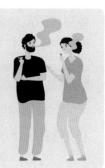

一根卷烟燃烧释放的烟雾中含有 7000 多种化学物质，至少有 250 种有害物质，其中 69 种为明确的致癌物。二手烟对人体的危害更是严重，即使你不吸烟，如果你身边有人吸烟，你同样逃脱不了烟草烟雾的伤害。

二手烟的危害远远超出我们的想象，它可能会带来以下一些疾病：

（1）肺癌

二手烟含的有害物质往往比主流烟还要多。二手烟有 2 倍的尼古丁，3 倍的焦油，5 倍的一氧化碳和约 50 倍的致癌物质。肺癌危险性与吸烟时间长短有关，开始吸烟的年龄越早，危险性就越大。吸烟时间越长的人，肺癌发病率及死亡率也越高。

（2）呼吸道疾病

吸二手烟比吸烟产生的危害更大，因为烟雾中所含的有害物质比吸烟者吸进体内的有害物质更多，长期吸二手烟的人体内所含的一氧化碳、尼古丁等物质会比吸烟者本人还多，所以患慢性咽炎、慢性支气管炎、肺气肿和慢性气道阻塞的几率也就比别人大。

（3）记忆力下降

烟草中的有害物质尼古丁会刺激人脑，造成脑血管硬化，进而影响大脑功能。经常接触二手烟的人群记忆力测试得分要比不接触二手烟的人群低 20%，长期吸烟的人记忆力更差，其记忆力测试得分要比不接触烟雾的人群低 30%。

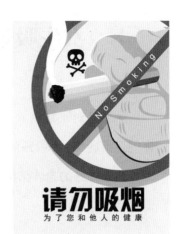

请勿吸烟

为了您和他人的健康

（4）冠心病

主动吸烟者和吸二手烟者同样会增加冠心病的患病风险。二手烟会使不吸烟者心脏病死亡率增加，同时还会使女性冠心病、缺血性卒中和外周血管疾病的发生明显增加。

（5）导致生殖危险

每天吸烟 10 支以上的孕妇，其流产率比不吸烟的孕妇高一倍以上。吸烟者比不吸烟者患不孕症的可能性高 2.7 倍。

吸烟害人害己，年轻人千万不可拿自己的健康冒险，远离烟草！

58. 女生吸烟危害更大

> 烟草绝对是危害女性健康和美丽的第一杀手！吸烟会损害人体的重要器官：呼吸系统、循环系统、神经系统、泌尿系统等，由于女性具有特殊的身体结构和孕育后代的生理特点，因此吸烟女性会受到特殊的危害。

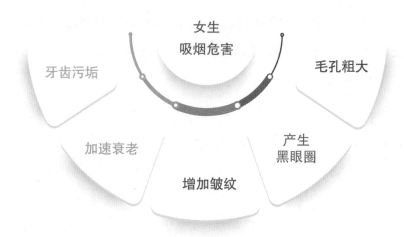

（1）增加皱纹

尼古丁会使皮肤更干涩，因此会有更多的皱纹，吸烟者两眼角、上下唇部及口角处皱纹会明显增多。

（2）产生黑眼圈

吸烟会造成血流障碍，使得眼部周围血液无法供应充足的氧，导致黑眼圈。

（3）毛孔粗大

吸烟导致血流障碍，毛细血管萎缩，毛孔就会变得越来越大。

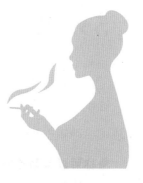

（4）牙齿污垢

抽烟者的牙齿染满烟垢，颜色发黑发黄，很难褪去，口气难闻，牙质会变得奇差无比。

（5）加速衰老

妇女吸烟会使月经初潮推迟，经期紊乱，痛经，绝经期提前等。

女性吸烟不仅有损容颜，且危害身体健康，还会殃及后代，因此女性最好不要吸烟。有吸烟习惯的，最好早日戒除，避开会诱发吸烟欲望的场所，想要吸烟时，把注意力分散到有趣的事情上，可以吃一颗糖，喝几口茶来代替。

女人真正的美丽和自信应该来自健康的生活方式，无论什么年纪都可以"乘风破浪"，爱自己就要远离烟草。

59. 电子烟真的可以帮助戒烟吗

近年来，电子烟在我国风靡，受到无数烟民的追捧，尤其在年轻人中成了一种潮流和时尚。

号称可以帮助戒烟的电子烟，真的可以帮助戒烟吗？

目前没有明确证据证明电子烟能够帮助戒烟，世界卫生组织（WHO）也不建议将电子烟作为辅助性的戒烟工具。市场上卖的电子烟绝大多数是含尼古丁的，而尼古丁是一种高度成瘾的物质，吸食电子烟的人，将来会更有可能吸食卷烟，成为新烟民。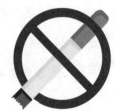

为什么有那么多年轻人开始吸食电子烟？

常见的烟油型电子烟一般由烟杆、雾化芯及雾化仓三部分组成。电池设置在烟杆内，雾化芯设置在烟油室内。电子烟液（烟油）主要成分为尼古丁、有机溶剂、食用香精、烟碱、添加剂等，烟油受热会形成不同口味的尼古丁气雾，给使用者带来"吞云吐雾"的快感，因此吸引了一批具有猎奇心理的烟民和青年。

60. 你关注过口腔健康吗

口腔健康是一个人健康的重要标志，也是健康的重要组成部分，2007 年世界卫生组织提出，口腔疾病是严重的公共卫生问题，需要积极防治。你的口腔健康吗？

1981 年世界卫生组织制定的口腔健康标准是："牙齿清洁，无龋洞，无疼痛感，牙龈颜色正常，无出血现象。"

口腔健康应具备三方面内容：良好的口腔卫生、健全的口腔功能，以及没有口腔疾病。

（1）牙齿清洁，无龋洞，无疼痛感

牙齿表面没有肉眼能够看到的，比如食物残渣、软垢、色素，没有刷不干净牙齿造成的牙结石沉积；也没有因为牙齿龋坏造成的黑色、褐色洞；同时也没有疼痛感。

（2）牙龈颜色正常，无出血现象

健康牙龈的颜色呈淡粉色，比较紧密地包绕在牙齿和牙槽骨的周围，保护我们的牙齿和牙槽骨，整个口腔没有牙龈和粘膜的出血、疼痛、不适的症状。

保护口腔，避免选择会损伤口腔软硬组织的食物，如太辣，太烫的食物，高糖食物，过于精细的食物，含糖饮料、碳酸饮料等。

61. 你熬的不是夜，是"病"

春去秋来，花开花谢……自然万物都按一定的周期和规律在运行。我们的身体也是如此，如果破坏了身体的"计时器"，身心都会罹患各种疾病。

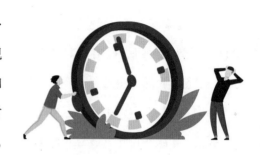

习近平总书记在中央党校县委书记研修班座谈讲话中，专门提到自己年轻时熬夜导致身体变差，并告诫"年轻人不要老熬夜"。

所以，改善健康，要从睡眠开始。

人的一生有三分之一的时间都在睡眠中度过，但几乎整个社会上的青年都"缺眠"。中国成年人失眠发生率高达38.2%，超过3亿中国人有睡眠障碍，而且这个数据仍在逐年攀升中。年轻人比老年人受到更加严重的睡眠问题困扰。

熬夜除造成免疫系统抗病能力降低之外，还会增加人群罹患心脏病、呼吸系统疾病、糖尿病、乳腺癌、抑郁、中风等的风险。中医认为，夜里11点正是胆经运行的时间，如果超过晚上11点还不休息，就算是熬夜了。长期如此，必然会导致肝胆火旺，损伤津液。

所以为了保证充足的睡眠，晚上11:00前最好关灯睡觉。

被我们忽视的午睡，其实很重要！

午睡作为夜间睡眠的一种补充，不仅可以补充精力，还可以缓解疲劳。此外，午睡还有改善情绪、巩固学习和记忆的作用。值得注意的是，午睡要注意时间与时长。睡午觉最好控制在 20 分钟左右。一般人在入睡超过 30 分钟后，就会由浅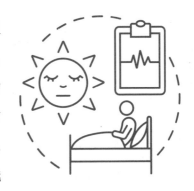睡眠进入深睡眠阶段，在这时结束睡眠会觉得周身不舒服甚至更困。在 30~60 分钟这个阶段会进入深度睡眠，在这个阶段被打断叫醒，之后半小时可能会有轻微的头痛、全身无力的状况。所以，每天午睡要注意睡眠时间。

62. 年轻人也需要"降压"

很多人认为高血压是老年病，但事实上，血压偏高已经趋向年轻化了。在 20 岁以上的年轻人当中，有超过一半的人的血压都是偏高的。多数人注意不到，认为自己很年轻，身体也非常健康，往往是通过体检意外发现自己的血压已经高出正常范围。

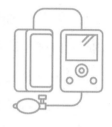

> 高血压在年轻人中"流行"起来的原因：体脂偏高、饮食习惯糟糕、压力过大、休息不足等。

前期舒张期的血压偏高并不会引起多大的身体不适，大家就不太在意。

在未使用降压药物的情况下，非同日 3 次血压测量收缩压 ≥ 140mmHg 和（或）舒张压 ≥ 90mmHg，可诊断为高血压。家庭连续规范测量血压 5~7 天，平均血压 ≥ 135/85mmHg 可考虑诊断为高血压，建议就诊。18 岁及以上成人定期自我监测血压，至少每年测量 1 次血压，关注血压变化。超重或肥胖、高盐饮食、吸烟、长期饮酒、长期精神紧张、体力活动不足等高血压高危人群和血压为正常高值者（120~139/80~89mmHg），应经常测量血压。

63. 这种"病"只有老了才会得吗

"同学，请问你是否患有心血管疾病？""什么？开玩笑，那是我爸得的病……"有很多年轻人觉得心血管疾病是老年人才会得的病，然而事实并不是这样的！

最近的流行病学研究表示，年轻人心血管疾病的发病率正在逐步上升。原因是：

（1）熬夜	年轻人熬夜是常态，但是休息不好、生物钟被打乱，患冠心病、高血压的风险就会大增。凌晨两点左右，人的交感神经薄弱，而副交感神经很活跃，如果熬夜睡得晚，植物神经就会紊乱，容易出现心律失常甚至引发心梗。长期熬夜会导致过度疲劳，机体处于衰弱状态，这是引发急性心肌梗死的诱因。
（2）缺乏运动	年轻人普遍缺乏运动，除了吃饭上厕所，大部分时间都坐在工位上，下了班也是"葛优躺"。久坐不动往往会导致肥胖问题，肥胖是心血管疾病的危险因素之一，也是心脑血管疾病年轻化的重要原因。
（3）肥胖	肥胖患者体内储存有大量的脂肪，脂肪入血即导致血脂高，而血脂高是心血管疾病的根本原因。
（4）精神压力大	一项发表于《柳叶刀》杂志的研究显示，与其他人比起来，精神压力大的人出现心脏病的风险要高出 23%。虽然一路奔忙，也要记得为自己筑起一道健康屏障，因为没有什么能比健康更重要。

健康的生活方式能让我们的身体重新排兵布阵、井井有条，比如合理膳食、好好睡觉、坚持运动、学会减压等，这些看上去老生常谈的生活细节，坚持下去你就会发现它的效果。

64. "三减三健"是个啥

大家都知道，要想身体好，"三减三健"要做到！那么，"三减三健"到底是个啥？

> "三减三健"：减少盐类摄入、减少糖类摄入、减少油脂摄入；倡导健康口腔、倡导健康体重、倡导健康骨骼。

为什么要"三减三健"？

长期高盐、高油、高糖饮食易引起高血压、高血脂、肥胖等问题，增加患心脑血管疾病、糖尿病的风险。如果长期血脂异常还会引起脂肪肝、动脉粥样硬化、冠心病、脑卒中、肾动脉硬化、肾性高血压、胰腺炎、胆囊炎等疾病。龋齿和牙周疾病是最常见的口腔疾病，钙质的不可逆流失也易引起骨质疏松等骨骼健康问题。

（1）减盐

健康成年人一天食盐（包括酱油和其他食物中的食盐量）摄入量建议不超过 5 克。

①纠正过咸口味，可以使用醋、柠檬汁、香料、姜等调味品，提高菜肴鲜味。

②采取总量控制，使用限盐勺，按量放入菜肴。

③使用低钠盐、低钠酱油或限盐酱油，少放味精。

④少吃酱菜、腌制食品及其他过咸食品。

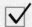 ⑤少吃零食，学会看食品标签，拒绝高盐食品。

（2）减油

控制烹调用油，每人每天烹调用油摄入量为 25 克。

 ①使用蒸、煮、炖、焖、拌等无油、少油方法。

 ②采取总量控制，使用控油壶，按量取用。

 ③少吃油炸食品，如炸鸡腿、炸薯条、炸鸡翅、油条、油饼等。

 ④不喝菜汤。

 ⑤少吃含"部分氢化植物油""起酥油""奶精""植脂末""人造奶油"的预包装食品。

（3）减糖

每人每天添加糖摄入量不超过 50 克，最好控制在 25 克以下。

 ①多喝白开水，不喝或少喝含糖饮料。

 ②少吃甜食、点心。

 ③烹调食物时少放糖。

（4）健康体重

健康饮食、适量运动是保持健康体重的关键。

⚠ ①食物多样，谷类为主；吃动平衡，健康体重；多吃蔬果、奶类、大豆；适量吃鱼、禽、蛋、瘦肉；少盐少油，控糖限酒；杜绝浪费，兴新食尚。

⚠ ②食不过量、定时定量、细嚼慢咽。

⚠ ③少静多动、贵在坚持。

⚠ ④日行万步、适度量力。

（5）健康口腔

指良好的口腔卫生、健全的口腔功能以及没有口腔疾病。

☑ ①早晚刷牙，保持口腔清洁。

☑ ②饭后漱口或咀嚼无糖口香糖。

☑ ③使用含氟牙膏。

☑ ④少吃糖，少喝碳酸饮料。

☑ ⑤家长应帮助或监督6岁以下儿童刷牙。

☑ ⑥每年洁牙（洗牙）一次。

☑ ⑦定期口腔检查。

☑ ⑧吸烟有害牙周健康。

⑨牙龈出血、牙龈肿胀、食物嵌塞等症状应及时到医院诊治。

（6）健康骨骼

钙是决定骨骼健康的关键元素，当体内钙质"支出"大于"收入"，将引发骨质疏松症等骨骼健康问题。

①多吃富含钙和维生素 D 的食物，如牛奶、酸奶、豆类及豆制品、虾皮、海鱼、鸡蛋和动物肝脏等。

②清淡饮食，减少食盐摄入量。

③少喝咖啡、碳酸饮料和酒。

④平均每天至少有 20 分钟的日照。

⑤适量运动，维持和提高肌肉关节功能。

⑥平衡练习（如金鸡独立、单脚跳等），减少跌倒和骨折的风险。

65. 这才是完美身材

很多年轻人，为了追求"魔鬼身材"，以瘦为美，永远无法直视自己的体重。但你知道什么才是健康体重吗？

> BMI 体重指数是用体重（公斤）数除以身高（米）数的平方得出的数字，BMI= 体重 / 身高的平方（国际单位 kg/m²）。BMI 指数是国际上常用的衡量人体胖瘦程度以及是否健康的一个标准。

正常健康成年人 BMI 指数应该在 18.5~23.9 之间；如果 BMI 指数大于 24，但小于 28，属于偏胖体型，可能只看到小肚腩；如果 BMI 指数突破 28，就是肥胖症了，这是一种 WHO 确认的疾病。

想要追求完美身材，应该做到以下几点：

（1）践行"健康一二一"理念

成人健康体重取决于能量摄入与能量消耗的平衡，长期摄入能量大于消耗能量，体重增加；长期消耗能量大于摄入能量，体重减轻。坚持"日行一万步，吃动两平衡，健康一辈子"的健康理念，通过合理饮食与科学运动即可保持健康体重。

（2）食物多样规律饮食

能量摄入适量，食物多样化，鼓励摄入以复合碳水化合物、优质蛋白质为基础的低能量、低脂肪、低糖、低盐并富含微量元素和维生素的膳食。坚持规律饮食，切忌暴饮暴食。

（3）坚持中等强度身体活动

按照"动则有益、贵在坚持、多动更好、适度量力"的原则，选择适合自己的运动方式。推荐每周至少进行 5 天中等强度身体活动，累计 150 分钟以上；坚持日常身体活动，平均每天主动身体活动 6000 步；尽量减少久坐时间，每小时起来动一动，动则有益。

（4）科学制订减重计划

超重肥胖者制订的减重目标不宜过高，减重速度控制在每周降低体重 0.5~1 千克，使体重逐渐降低至目标水平。减少脂肪类能量摄入，增加运动时间和强度，做好饮食、身体活动和体重变化的记录，以便于长期坚持。

（5）安全减重

运动时做好保护措施，避免受伤，充足和良好的睡眠有助于减重。将身体活动融入日常生活中，把生活、娱乐、工作与运动锻炼结合起来，持之以恒。

66. 健康的主人是自己

国务院发布《健康中国行动（2019—2030 年）》，将人民健康提到了国家战略层面。《中国健康行动（2019—2030 年）》指出：每个人是自己健康的第一责任人。大家应养成健康文明的生活方式。

什么才是健康文明的生活方式呢？概括起来就是：饮食有节、起居有常、动静结合、心态平和。

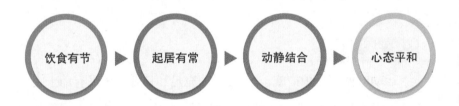

（1）饮食有节

合理膳食是健康的基础。现代人生活节奏快，饮食不规律、喜欢重口味、过度减肥等不健康的饮食习惯正危害着人们的健康。这些不良的饮食习惯除了容易引起肠胃不适，还容易增加失眠、高血压、高血脂等健康风险。民以食为天，饮食是我们日常生活的重要组成部分，饮食健康也是我们身体健康的基础。

做到饮食有节，推荐大家从以下四个方面入手：

结构合理：每天摄入的食物种类要尽量多样化，因为每种食物中的营养有限，吃的食物种类越多，摄取的养分就越全面。

按时进食：每天要按时吃饭，尽量少吃夜宵，选择合适的就餐环境，避免边走边吃或狼吞虎咽。

饮食有度：不要因为贪嘴而胡吃海喝，也不要为了减肥而饿着肚子。每顿饭不宜过饥也不能过饱，保持七分饱左右比较合适。

清淡控油：过量的油、糖和盐已成为公认的"健康杀手"。每人每天摄入盐量不要超过 5 克。烹调方式尽量选择蒸、炖、煮，少吃煎炸和高糖分食物，选购加工食品时要学会看成分表，小心反式脂肪和高糖、高钠食品。

（2）起居有常

充足的睡眠非常重要，工作、学习、娱乐、休息都要按作息规律进行。成年人每天要保证 7~8 小时的睡眠，最好在 23 点前睡觉。为了保证睡眠质量，睡前尽量不要玩手机、吃夜宵，保持睡眠环境的安静和空气流通。午间可以进行 20 分钟午休。

（4）动静结合

坚持运动能改善身体各系统的调节能力、加快新陈代谢、增强免疫力。同时，运动还会使肾上腺素增加，所以那些运动较多的人在思考速度和记忆力这两方面尤其突出，思维也会更加活跃。虽然运动很重要，但也不用盲目地追求运动量过大的运动。应按照自己的喜好选择适合自己的运动并长久坚持，以身体稍稍发汗最为适宜。

（4）心态平和

情绪也是健康的重要组成部分。现代人生活压力大，焦虑、抑郁、愤怒等负面情绪经常入侵我们的日常生活，这除了降低生活的幸福感，还会危害身体健康，因此，情绪保健必须重视。保持正面思维，以主动、乐观、进取的态度去思考和行动，坦然面对事物的变化、工作和生活的压力，冷静、客观地处理各种事情。我们应保持良好的情绪和健康的心态。

67. 对甜蜜诱惑说不

我们究竟每天能吃多少糖？

《中国居民膳食指南（2016）》核心推荐第五条"少盐少油，控糖限酒"。如何控糖？每人每日摄入添加糖不超过 50 克，最好控制在 25 克以下。

添加糖是指在食品生产和制备过程中被添加到食品中的糖及糖浆，包括白砂糖、绵白糖、红糖等，主要用在饮料、果汁、甜点和糖果等的生产中。

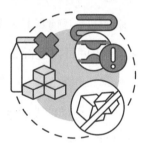

摄入过多添加糖会有什么危害呢？

（1）容易引发龋齿

在吃完甜食如果不及时清洁口腔或者清洁不彻底，糖分会长时间停留在牙齿表面，产生大量酸性物质，滋生细菌，并破坏牙釉质。

（2）超重甚至肥胖

我国轻体力活动水平成人每日能量需要量为 1800~2250 千卡，一日三餐的食物摄入轻松就能满足。一瓶 500 毫升的含糖饮料就能提供约 200 千卡的能量，这部分能量需要慢跑半小时才能消耗。体重增加是因为长时间摄入的总能量大于消耗的总能量，而甜饮料、糕点等容易使我们总能量摄入过多。

（3）增加糖尿病风险

研究显示，过多摄入含糖饮料可增加Ⅱ型糖尿病的发病风险。与低含糖饮料摄入人群（每月少于 1 次或不喝）相比，高摄入人群（每天 1~2 次）发生Ⅱ型糖尿病的风险增加 26%。

那么，如何抵制甜蜜诱惑？

■ **①管住嘴**

在清楚认知过多摄入甜食对健康产生危害的基础上，自觉控制饮料、糕点等食物的摄入频率和摄入量。

■ **②认识营养成分表**

认识营养成分表：营养成分表能科学帮助我们合理选购食物。营养成分表是标有食品营养成分名称、含量和占营养素参考值（NRV）百分比的规范性表格，强制标识内容包括能量、蛋白质、脂肪、碳水化合物和钠的含量值及其占营养素参考值（NRV）的百分比，这些都可以帮助我们了解食品的营养信息并合理选购脂肪和能量相对较低的食物。

68. 如何从一日三餐入手，远离癌症

肿瘤的发生是多因素综合影响的结果，据统计，饮食因素占肿瘤发病原因的 1/3，一半的肿瘤与饮食有关。研究发现，饮食与肿瘤的关系是复杂的，饮食既能致癌，又能防癌、抑癌。

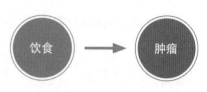

（1）哪些膳食因素可能致癌

①能量过剩

能量摄入过多，易发生肥胖。肥胖者易患结肠癌等。

②膳食结构不合理

膳食结构中，脂肪、碳水化合物摄入比例不合理，摄入过多精制碳水化合物和脂肪等产能食物，容易导致能量过剩，增加身体脂肪含量，导致代谢紊乱，间接增加食管癌、胰腺癌、结肠癌等的发病风险。脂肪还能为多种肿瘤提供适宜的生长环境。

③不良饮食习惯

进食时速度过快、进食食物温度过高致食道反复损伤易致食道癌。吃霉变食物，易致肝癌。

④烹调方式

食物加工过程可能会产生隐含的致癌物质。如食物腌制不合理，产生亚硝胺，易致胃癌、食管癌。食物经高油温煎炸和烟熏，产生三苯四丙吡，易致胃癌、肺癌。

⑤不健康的生活方式

饮食不规律易诱发胃癌，长期吸烟易诱发肺癌，长期酗酒易诱发肝癌。

（2）膳食如何防癌、抑癌

①水果类

橘子、苹果、哈密瓜、猕猴桃、葡萄、葡萄柚、菠萝、柠檬等各种水果，它们都含有丰富的维生素和膳食纤维。膳食纤维，尤其是水溶性膳食纤维能稀释肠内致癌物并促进其排泄。柑橘类则含丰富的胡萝卜素、黄酮、维生素C等抗癌物质。

②十字花科蔬菜

卷心菜、花椰菜、西兰花和羽衣甘蓝等十字花科蔬菜不仅富含膳食纤维，还可以在消化过程中产生抗癌化学物质异硫氰酸盐，经常食用，可有效降低肝癌、胃癌、肺癌、肠癌和食道癌发生的风险。

③茄科蔬菜

如番茄、马铃薯、番薯、甜菜。番茄富含番茄红素，对于乳腺癌、胃癌、消化道癌、前列腺癌有积极的预防作用。

④洋葱类蔬菜

如大蒜、洋葱、韭菜、芦笋、青葱等。大蒜中的大蒜素能阻断或减少致癌物——亚硝胺类化合物的合成。大蒜素还可以抑制癌细胞的生长，能显著杀灭肝癌细胞、鼻咽癌细胞、胃癌细胞和白血病细胞等。洋葱中含有一种名为"栎皮黄素"的化学物质，是目前已知的天然抗癌物质之一。

⑤伞状花科蔬菜

如胡萝卜、芹菜等。胡萝卜中含有大量的胡萝卜素，可以有效地预防食道癌、肺癌和子宫癌的发生。芹菜中的芹菜素对前列腺癌、乳腺癌、甲状腺癌等癌细胞有抑制生长、诱导细胞凋亡、抑制肿瘤血管形成等作用。

在防治肿瘤的五驾马车（即饮食调理、放疗化疗、营养干预、情绪调控和健康教育）中，膳食控制（饮食调理和营养干预）占很大比重，由此可见，预防肿瘤，可以从日常饮食做起！

69. 解锁 Vitamin（维生素）宝典

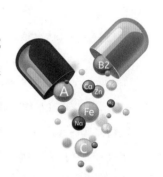

"为了白成一道闪电，我要开始吃维生素 C 了！"提起维生素，大家会想到什么？美容、养颜、抗氧化？简单的小药片或是保健品？事实上，维生素有着超级庞大的家族，其中每一个成员都是人类身体不可或缺的生命元素。

让我们来一起好好认识一下这些我们赖以生存的维生素小伙伴们吧！

（1）维生素 A——免疫力第一道防线的"守护神"

维生素 A 可以维持正常视觉、促进上皮组织增殖分化、促进儿童生长发育。其参与人体免疫系统成熟的全过程，能够维持黏膜屏障的完整性，是免疫力第一道防线的"守护神"。

含维生素 A 最多的食物是肝脏，鸡蛋中也富含维生素 A。蔬菜水果中含有的类胡萝卜素能在体内转化为维生素 A，尤其是深绿色和红黄色的蔬菜。

（2）B 族维生素——"辅助"免疫系统的正常运作

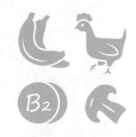

B 族维生素是一个"大家庭"，包括维生素 B1、B2、B6、B12、烟酸、泛酸、叶酸等。B 族维生素是参与人体三大营养素新陈代谢的重要辅酶，维持人体正常机能必不可少。B 族维生素能介导免疫调节，辅助免疫系统正常运行。

维生素 B1 和 B6 在肉类、蔬菜、谷物、豆类中含量丰富。维生素 B2 分布较广，特别是在蛋类、牛奶中。维生素 B12 绝大部分来自肉类，素食者易缺乏。

（3）维生素 C——增强免疫功能的"头号帮手"

维生素 C 有促进胶原蛋白的合成、促进伤口愈合、美白肌肤等多种功效，且有助于免疫防御。

维生素 C 主要来源于蔬菜和水果，如西兰花、辣椒、白菜、猕猴桃、草莓等，蔬菜水果足以提供人体每日所需维生素 C，一般人群不需要额外补充。蔬菜水果要吃新鲜的，因为放久了之后维生素 C 含量会大大减少。维 C 受高温易分解，对于蔬菜，建议不要过度烹饪。

（4）维生素 D——免疫力的调节剂

维生素 D 可以调节钙、磷代谢，当缺乏维生素 D 时会出现佝偻病、软骨病、骨质疏松症等。维生素 D 能参与免疫细胞的增殖和分化，调节免疫应答。

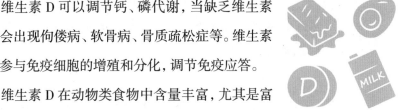

维生素 D 在动物类食物中含量丰富，尤其是富含脂肪的鱼类。维生素 D 也被称为"阳光维生素"，日光照射是最主要、最天然和最经济的来源。每天晒晒太阳，像植物一样享受正午阳光，大自然就会免费回赠我们满满能量和维生素 D。

（5）维生素 E——抗脂质过氧化的第一道防线

维生素 E 能保护细胞结构完整，防止细胞内部成分破坏，保护细胞膜免受自由基的破坏，维持免疫细胞的正常功能。

很多食物富含维生素 E，食用油便是其中之一。另外，豆类、坚果和蔬菜中也都含有一定量的维生素 E。植物油就可以满足人体维生素 E 的需要。

世上最好的医生莫过于免疫系统。维生素对维持人体免疫功能必不可少，通过健康均衡的日常饮食来提供人体所需维生素，好过一切额外的补充剂。

70. 如何预防传染病

新冠疫情改变了我们的生活方式，越来越多的人开始关注疾病的预防，尤其是传染病防控知识。

那么，我们该如何预防传染病呢？

（1）	合理膳食，增加营养，要多饮水，摄入足够的维生素，积极参加体育锻炼，增强体质。
（2）	不到人口密集、人员混杂、空气疏通性差的场所去，如农贸市场、个体饮食店、游艺活动室等。
（3）	每天开窗通风，保持室内空气新鲜，尤其是宿舍、电脑室、教室等。
（4）	合理安排好作息，做到生活有规律；注意不要过度疲劳，防止感冒，以免抗病力下降。
（5）	不食用不清洁的食物，拒绝生吃各种海产品和肉食，不喝生水。不随便倒垃圾，不随便堆放垃圾，垃圾要分类并统一销毁。
（6）	注意个人卫生，勤洗手，不随地吐痰；避免接触传染病人，尽量不到传染病流行疫区。
（7）	传染病人用过的物品及房间进行适当消毒，如在日光下晾晒衣被，房内门把手、桌面、地面用含氯消毒剂喷洒、擦拭。

71. 你今天真的洗过手吗

在很多人眼里，洗手是件微不足道的小事。它可有可无，记起则洗，忘则免之，即便洗也是匆匆冲冲，湿手即可。"洗个手而已，有什么要紧的？"这是很多人的认识。

> 今天我们要告诉大家：洗手很重要，正确地洗手更重要。因为"病从口入"，手刚好是食物"入口"的媒介，很容易带来疾病，进而危害健康，严重时甚至会危及生命。正确地洗手，能有效杜绝"疾病入口"。

研究资料和数据表明，通过洗手能预防 80% 的疾病，降低 50% 以上的腹泻疾病及 1/4 的呼吸道疾病。洗手对血液系统疾病、消化道疾病、皮肤病、眼部感染等疾病都有重要的预防作用。近年来，由于新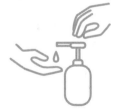冠肺炎、流感、诺如病毒引发的感染性腹泻等传染病高发，洗手的作用更加凸显。

什么样的洗手方式才是正确的洗手方式？

我们向大家推荐七步洗手法，有一个顺口溜可以帮助大家记住这七个步骤："内外加工大力丸"（内外夹攻大立腕）。

第一步（内）：洗手掌，流水湿润双手，涂抹洗手液（或肥皂），掌心相对，手指并拢相互揉搓。

第二步（外）：洗背侧，手心对手背沿指缝相互揉搓，双手交换进行。

第三步（夹）：洗掌侧，指缝掌心相对，双手交叉沿指缝相互揉搓。

第四步（弓）：洗指背，弯曲各手指关节，半握拳，把指背放在另一掌心旋转揉搓，双手交换进行。

第五步（大）：洗拇指，一手握住另一手大拇指旋转揉搓，双手交换进行。

第六步（立）：洗指尖，弯曲各手指关节，把指尖合拢在另一手掌心旋转揉搓，双手交换进行。

第七步（腕）：洗手腕、手臂揉搓手腕、手臂，双手交换进行。

如果把握不准时间，可以用唱一首生日歌的时间洗完这七步！

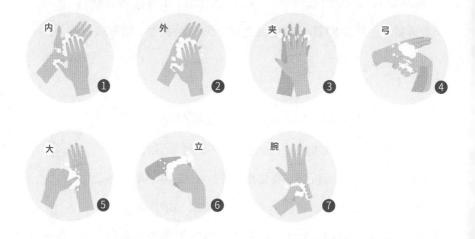

72. 你需要知道的健康知识与技能

俗话说，技多不压身。多学习一点，我们的健康就多一份保障。记住以下健康小贴士，让你在青春的路上一路顺风！

（1）基本知识和理念

①健康不仅仅是没有疾病，而是身体、心理和社会适应的完好状态。

②每个人都有维护自身和他人健康的责任，健康的生活方式能够维护和促进自身健康。

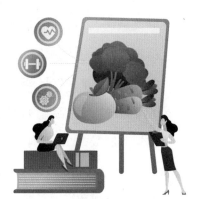

③健康生活方式主要包括合理膳食、适量运动、戒烟限酒、心理平衡四个方面。

④劳逸结合，每天保证 7~8 小时睡眠。

⑤吸烟和被动吸烟会导致癌症、心血管疾病、呼吸系统疾病等多种疾病。

⑥戒烟越早越好，什么时候戒烟都为时不晚。

⑦保健食品不能代替药品。

⑧环境与健康息息相关，保护环境促进健康。

⑨献血助人利己，提倡无偿献血。

⑩成人的正常血压为收缩压低于 140 毫米汞柱，舒张压低于 90 毫米汞柱；腋下体温 36℃~37℃；平静呼吸 16~20 次 / 分；脉搏 60~100 次 / 分。

⑪避免不必要的注射和输液,注射时必须做到一人一针一管。

⑫从事有毒有害工种的劳动者享有职业保护的权利。

⑬接种疫苗是预防一些传染病最有效、最经济的措施。

⑭肺结核主要通过病人咳嗽、打喷嚏、大声说话等产生的飞沫传播。

⑮出现咳嗽、咳痰 2 周以上,或痰中带血,应及时检查是否得了肺结核。

⑯坚持正规治疗,绝大部分肺结核病人能够治愈。

⑰艾滋病、乙肝和丙肝通过性接触、血液和母婴三种途径传播,日常生活和工作接触不会传播。

⑱蚊子、苍蝇、老鼠、蟑螂等会传播疾病。

⑲异常肿块、腔肠出血、体重减轻是癌症重要的早期报警信号。

⑳遇到呼吸、心跳骤停的伤病员,可通过人工呼吸和胸外心脏按压急救。

㉑应该重视和维护心理健康,遇到心理问题时应主动寻求帮助。

㉒每个人都应当关爱、帮助、不歧视病残人员。

㉓在流感流行季节前接种流感疫苗可减少患流感的机会或减轻流感的症状。

㉔妥善存放农药和药品等有毒物品,谨防儿童接触。

㉕发生创伤性出血,尤其是大出血时,应立即包扎止血;对骨折的伤员不应轻易搬动。

(2)健康生活方式与行为

①勤洗手、常洗澡,不共用毛巾和洗漱用具。

②每天刷牙,饭后漱口。

③咳嗽、打喷嚏时遮掩口鼻,不随地吐痰。

④不在公共场所吸烟,尊重不吸烟者免于被动吸烟的权利。

⑤少饮酒，不酗酒。

⑥不滥用镇静催眠药和镇痛剂等成瘾性药物。

⑦拒绝毒品。

⑧使用卫生厕所，管理好人畜粪便。

⑨讲究饮水卫生，注意饮水安全。

⑩经常开窗通风。

⑪膳食应以谷类为主，多吃蔬菜水果和薯类，注意荤素搭配。

⑫经常食用奶类、豆类及其制品。

⑬膳食要清淡少盐。

⑭保持正常体重，避免超重与肥胖。

⑮生病后要及时就诊，配合医生治疗，按照医嘱用药。

⑯不滥用抗生素。

⑰饭菜要做熟；生吃蔬菜水果要洗净。

⑱生、熟食品要分开存放和加工。

⑲不吃变质、超过保质期的食品。

⑳妇女怀孕后及时去医院体检，孕期体检至少 5 次，住院分娩。

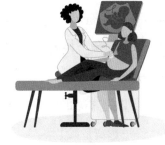

㉑孩子出生后应尽早开始母乳喂养，6 个月合理添加辅食。

㉒儿童青少年应培养良好的用眼习惯，预防近视的发生和发展。

㉓劳动者要了解工作岗位存在的危害因素，遵守操作规程，注意个人防护，养成良好习惯。

㉔孩子出生后要按照计划免疫程序进行预防接种。

㉕正确使用安全套，可以减少感染艾滋病、性病的危险。

㉖发现病死禽畜要报告，不加工、不食用病死禽畜。

㉗家养犬应接种狂犬病疫苗；人被犬、猫抓伤、咬伤后，应立即冲洗伤口，并尽快注射抗血清和狂犬病疫苗。

㉘在血吸虫病疫区，应尽量避免接触疫水；接触疫水后，应及时预防性服药。

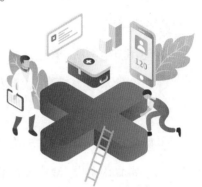

㉙食用合格碘盐，预防碘缺乏病。

㉚每年做1次健康体检。

㉛系安全带（或戴头盔）、不超速、不酒后驾车能有效减少道路交通伤害。

㉜避免儿童接近危险水域，预防溺水。

㉝安全存放农药，依照说明书使用农药。

㉞冬季取暖注意通风，谨防煤气中毒。

（3）基本技能

①需要紧急医疗救助时拨打120急救电话。

②能看懂食品、药品、化妆品、保健品的标签和说明书。

③会测量腋下体温。

④会测量脉搏。

⑤会识别常见的危险标识，如高压、易燃、易爆、剧毒、放射性、生物安全等，远离危险物。

⑥抢救触电者时，不直接接触触电者身体，会首先切断电源。

⑦发生火灾时，会隔离烟雾、用湿毛巾捂住口鼻、低姿逃生；会拨打火警电话119。

73. "痨疫结核"并非你想的那样

曾几何时，古装电视剧中，男女主人公身患"痨病"，弱不禁风，最终撒手人寰，留下千古绝恨，令无数观众声泪俱下……这种剧情你一定不陌生，身边人也常对"痨病"避之不及，唯恐恶疾上身。

随着医学事业的逐步发展，曾令古人闻之色变的"痨病"也逐渐被我们了解。其实，"痨病"就是我们熟悉的结核病。它不仅是一种古老的疾病，还曾在全世界广泛流行，夺去了数亿人的生命。什么是结核病呢？

> 结核病是由结核杆菌感染引起的严重危害健康的慢性传染病。结核杆菌可能侵入人体全身各种器官，但主要侵犯肺脏，因此被称为肺结核病。结核病是青年人容易发生的一种慢性和缓发的传染病。其一年四季都可以发病，15 岁到 35 岁的青少年是结核病的高发群体。结核病主要经呼吸道传播，传染方式是接触排菌的肺结核患者。

肺结核在我国法定报告甲乙类传染病中发病和死亡数排在第 2 位。得了肺结核如发现不及时、治疗不彻底，会对健康造成严重危害，甚至会引起呼吸衰竭和死亡，给患者和家庭带来沉重的经济负担。

肺结核主要通过呼吸道传播，人人都有可能被感染。肺结核病人通过咳嗽、咳痰、打喷嚏将结核菌播散到空气中，健康人吸入带有结核菌的飞沫即可能受到感染。与肺结核病人共同居住，同室工作、学习的人都是肺结核病人的密切接触者，有可能感染结核菌，

应及时到医院去检查。

肺结核的常见症状是咳嗽、咳痰，如果这些症状持续2周以上，应高度怀疑得了肺结核，要及时到医院看病。肺结核还会伴有痰中带血、低烧、夜间出汗、午后发热、胸痛、疲乏无力、体重减轻、呼吸困难等症状。怀疑得了肺结核，要及时到当地结核病定点医疗机构就诊。

预防结核病的传播，必须抓好控制传染源、切断传播途径、保护易感人群三个环节。不要随地吐痰，咳嗽、打喷嚏时掩口鼻，戴口罩，这些措施可以减少肺结核的传播。

日常生活中如何预防结核病呢？

（1）	早发现、早诊断、早治疗、治愈传染源（即肺结核病人），减少结核杆菌的传播机会。
（2）	养成良好的卫生习惯，不随地吐痰，不对着他人打喷嚏或大声说话。
（3）	保持室内经常性通风换气，锻炼身体，保持身体健康，增强免疫力。
（4）	卡介苗是一种无致病力的结核杆菌活菌疫苗，接种后可使未受结核杆菌感染者获得免疫力，保护率约为80%，一般可维持5~10年。卡介苗的接种年龄越小越好，接种对象主要为新生儿和婴幼儿，一般新生儿出生24小时内注射1针即可。必要时，对结核菌素试验阴性者也可进行疫苗接种或者复种。
（5）	对已感染结核杆菌并有较高发病可能的人，应该在医生指导下进行药物预防。

和影视剧的情节不同，得了肺结核病并不可怕，只要树立信心、积极与医生配合、坚持正规治疗，绝大多数患者是可以被治愈的。

74. "是药三分毒"，学会合理用药

药品是能用来预防、治疗、诊断人的疾病，或者能有目的地调节人的生理功能的物质。但俗话说"是药三分毒"，怎样才是合理用药呢？

合理用药是指安全、有效、经济地使用药物。

（1）	用药首先要安全，安全的意义在于使患者承受最小的治疗风险，获得最大的治疗效果。
（2）	用药其次要有效，这是合理用药的关键。药物的有效性表现在不同的方面，如根除病源、治愈疾病、延缓疾病进程、缓解临床症状、预防疾病发生、调节人体生理机能等。
（3）	用药还要经济，经济是指以尽可能低的医疗费达到尽可能大的治疗效益，降低社保和病人的经济支出。我们不能简单地理解为价格越低的药品越经济。优先使用基本药物是合理用药的重要措施。

药品是一把双刃剑，药物用得合理，可以防治疾病；反之不但不能治病，还会影响身体健康。

任何药物都有不良反应，所以我们要谨慎用药。

有些疾病并不需要服用药物，例如普通感冒，只要注意休息、戒烟、多饮开水、保持口腔和鼻腔清洁、进食易消化食物，同时经常开窗，保持室内空气清新，一般5~7天感冒即可自愈。

避免同时服用多种药物，药物的不同成分之间有可能会发生相互作用，有些药物也许会因此而失效，不仅影响原有的疗效，而且可能会危害身体健康。

不同的给药方式各有其优缺点。输液见效快，主要用于危重病人或特殊病人的治疗；但输液的不良反应的发生率和严重程度要高于其他给药途径。肌肉注射的药物吸收比输液慢，比口服快，但容易引起局部疼痛。口服是最常用、最安全、最方便、最经济的给药方法，但起效相对较慢。

选择给药途径时应遵循国际公认的原则，根据病情选择科学合理的给药方式。

购买药品要到合法的医疗机构和具有《药品经营许可证》和《营业执照》的药店。

处方药是必须凭执业医师处方才可调配、购买和使用的药品。非处方药是指不需要凭执业医师处方即可自行判断、购买和使用的药品。非处方药根据其安全性又可分为甲类和乙类两种。甲类非处方药包装盒上"OTC"标志的底色为红色，只能在具有《药品经营许可证》，并配有执业药师或药师以上药学专业人员的社会药店、医疗机构药房购买。乙类非处方药包装盒上"OTC"标志的底色为绿色，除

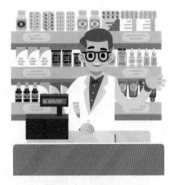

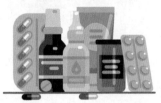

社会药店和医疗机构药房外，还可以在经过批准的普通商业企业零售。

阅读药品说明书是正确用药的前提，特别要注意药物的禁忌、慎用、注意事项、不良反应和药物间的相互作用等事项。如有疑问要及时咨询药师或医生。

> **提示：** 处方药要严格遵医嘱，切勿擅自使用。特别是抗菌药物和激素类药物，不能自行调整用量或停用。

任何药物都有不良反应，用药过程中如有不适要及时咨询医生或药师。孕期及哺乳期妇女用药要注意禁忌；儿童、老人和有肝脏、肾脏等方面疾病的患者用药应谨慎，用药后要注意观察；从事驾驶、高空作业等特殊职业者要注意药物对工作的影响。药品存放要科学、妥善，防止因存放不当导致药物变质或失效；谨防儿童及精神异常者接触，一旦误服、误用，及时携带药品及包装就医。

接种疫苗是预防一些传染病最有效、最经济的措施。疫苗一般是指为预防、控制传染病的发生、流行而用于人体预防接种的生物制品。相对于患病后的治疗和护理，接种疫苗所花费的钱是很少的。

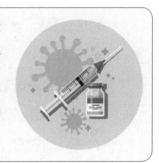

疫苗分为两类。第一类疫苗是指政府免费向公民提供，公民应当依照政府的规定受种的疫苗。第二类疫苗是指由公民自费并且自愿受种的其他疫苗。第二类疫苗是对第一类疫苗的重要补充。公众可以根据经济状况、个体的身体素质选择接种第二类疫苗。接种疫苗后有时会出现一些不良反应，主要为接种部位的疼痛、红肿、硬结等局部反应，以及发热、倦怠、乏力等全身反应。一般无需就医，只要加强护理，对症治疗，这些症状可自行消失。但是，如果出现较严重的反应如高热、过敏等，一定要及时就医，并向医生说明接种情况。

保健食品不能替代药品。保健食品具有特定保健功能，适宜于特定人群食用，具有调节机体功能，不能用于治疗疾病。

75. 超实用，关键时刻能救命

生活中总有突如其来的意外伤害，心脏骤停、气管异物梗阻、宠物咬伤……面对大大小小的意外，你知道如何正确急救吗？

（1）心肺复苏的"黄金 4 分钟"

> 心脏骤停是威胁人类健康的重要杀手，我国每年心脏性猝死约 54.4 万例。平均每分钟就有 1 人发生心脏猝死，心脏一旦发生骤停，4 分钟内开始心肺复苏，存活率为 50%。错过最佳抢救时间，即使有幸生还，脑细胞也会不可逆性受损，因此这 4 分钟被称为"黄金 4 分钟"。心肺复苏 + 心脏除颤（CPR-D），是抢救心脏骤停最有效方法。

救治方法

01 胸外按压　02 开放气道　03 人工呼吸　04 AED使用

①胸外按压

将患者放置于平整的硬地面上，呈仰卧位；跪立在患者一侧，两膝分开。找准患者两乳头连线的中点部位（胸骨中下段），右手（或左手）掌根紧贴患者胸部中点，双手交叉重叠，右手（或左手）五指翘起，双臂伸直。用力

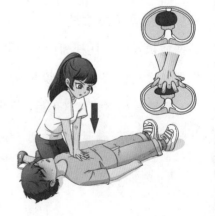

按压 30 次,速度至少保证 100~120 次 / 分,按压深度至少 5~6 厘米。

②开放气道

按压胸部后,开放气道,及清理口鼻分泌物。

清理口腔分泌物,将患者头偏向一侧,看患者口腔是否有分泌物,并进行清理;如有活动假牙,需摘除。

③人工呼吸

用手捏住患者鼻翼两侧,用嘴完全包裹住患者嘴部,吹气两次。每次吹气时,需注意观察胸廓起伏,保证吹气有效,并松开紧捏患者鼻翼的手指;每次吹气,应持续 1~2 秒,不宜时间过长,也不可吹气量过大。

30 次胸外按压和 2 次人工呼吸为一个循环,每 5 个循环检查一次患者呼吸、脉搏是否恢复,直到医护人员到场。当进行一定时间感到疲累时,及时换人持续进行,确保按压深度及力度。

④ AED 使用

当取得 AED(自动体外除颤器)后,打开电源,按语音提示,进行操作;根据电极片上的标识,将一个贴在右胸上部,另一个贴在左侧乳头外缘离开患者并按下心电分析键,如提示室颤,按下电击按钮;如果一次除颤后未恢复有效心率,立即进行 5 个循环心肺复苏,直至专业医护人员赶到。

(2)气道梗阻解救——海姆立克急救法

窒息、命悬一线……我们时不时就会看到这样的新闻。当面对异物卡喉,有多少人因不正确的处理方法造成了无法逆转的后果?而那些使用正确方法的人,总能在命悬一线之际,把人从"鬼门关"给拉回来。"海姆立克急救法"被称为"世界上挽救人性命最多"的急救法。

让身体和心灵保持最美年华——青年人健康知识汇编

当异物进入气道后，会出现一些症状：

- 刺激性剧烈咳嗽，反射性呕吐，声音嘶哑或不能说话。
- 面色、嘴唇发绀，吸气时高调喘鸣音，呼吸困难。
- 呼吸心搏骤停。

马上识别出这些症状，以便迅速进行急救。如果还有意识，我们可以马上采取以下的急救方法。请注意不同年龄要选择不同的操作方法。

成人采用"海姆立克急救法"。

- 被救者两腿岔开，施救者成弓步站立或跪在其身后，顶住被救者屁股。
- 施救者站在被救者背后，双手放于被救者肚脐上方两指位置，一手握拳，拳心朝内，另一手抱住拳头。
- 双臂用力收紧，瞬间按压腹部。
- 持续几次挤压，直到异物排出，不堵塞气管。

当四下无人时，该如何自救？

可以靠在一个固定的水平物体上（如桌子边缘、椅背、扶手栏杆等），稍弯腰，以物体边缘压迫上腹部，快速向上冲击。重复动作，直至异物排出。

如果用海姆立克急救法无效，并且被救者出现意识丧失、呼吸、心跳停止等状况，要立即开始心肺复苏，并迅速呼叫 120，及时就医。

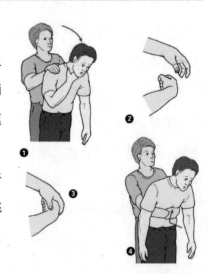

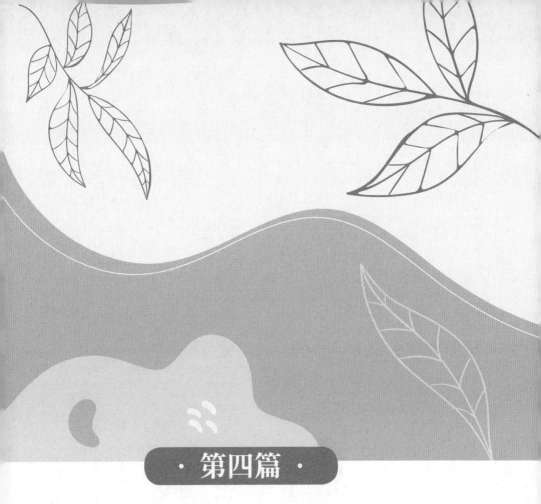

第四篇

接种疫苗　预防先行

——青年人预防接种知识

接种疫苗可以帮助我们提高自身的免疫力和抵抗力。人类在进化和发展的漫漫长路中，面临着大大小小的病原威胁，对很多传染病而言，疫苗是终止流行、实现群体免疫的关键手段。接种疫苗可以帮助我们提高自身免疫力和抵抗力，有效降低传染病的发生。用好"小疫苗"守护大健康，科学接种疫苗，为健康保驾护航。

76. 科学认识新型冠状病毒

（1）病毒的起源

病毒肉眼不可见，却在生态系统中非常活跃。它们把 DNA 或 RNA 从一个物种搬运到另一个物种，为生物演化提供了新的遗传材料。病毒也对大量生命体的生存进行了调节，从微生物到大型哺乳动物，无一不受到它们的影响。

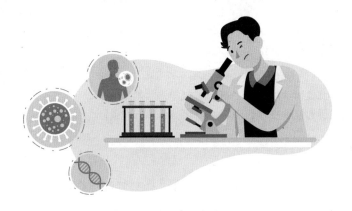

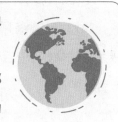

病毒的作用不仅限于生物，它们还会影响地球的气候、土壤、海洋和淡水。在演化的历程中，不管哪一种动物、植物或微生物，它们的演化都离不开这些微小却威力无边的病毒。我们所在的这颗星球，很多方面都和病毒的活动息息相关。

人类基因组的一部分就包含感染了我们远古祖先的上千种病毒，甚至今天地球上的生命，都与四十亿年前的病毒有关。

让身体和心灵保持最美年华——青年人健康知识汇编

（2）冠状病毒家族三魔王之 SARS（重症急性呼吸综合征）

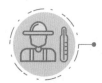

2002 年，一个人因发高烧来到医院，不久就去世了。

接着，同一地区的人相继出现了同样的病情，但这时候，疫情并没有得到世界范围的关注。

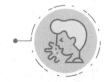

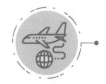

直到疾病传染了一位美国人。这个人来中国做生意，在从中国飞回新加坡的飞机上突然开始发热，飞机停了下来，但这位商人再也没能活着离开那里。

这种病的死亡率高达 10%，而且夺人性命速度很快，通常只用几天。这场流行病在医学史上是全新的，医生称它为重症急性呼吸综合征（SARS），属于冠状病毒（由于冠状病毒的包膜在电子显微镜下棘突呈现类似"中世纪欧洲帝王的王冠"，故此得名）。

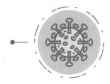

（3）冠状病毒家族三魔王之 MERS（中东呼吸综合征）

十年后，沙特阿拉伯又出现了另一种冠状病毒。

2012 年，沙特阿拉伯的医生注意到，一些病人患上了病因不明的呼吸系统疾病，其中近 1/3 因病去世。这种疾病被称为 MERS，是中东呼吸综合征的简称。

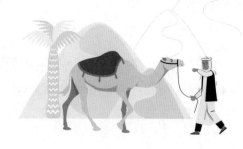

（4）冠状病毒家族三魔王之 COVID-19（新型冠状病毒肺炎）

在 2019 年末、全国人民喜迎新年之际，武汉市卫生健康委员会医政医管处发布《关于做好不明原因肺炎救治工作的紧急通知》。

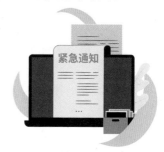

2020 年 1 月，专家组初步认为本次不明

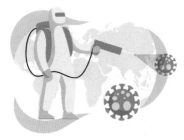

原因的病毒性肺炎病例的病原体为新型冠状病毒，命名为 SARS-CoV-2。因该病毒感染导致的肺炎称为新型冠状病毒肺炎，即 COVID-19。

至此，拉开了全球抗疫的序章。

（5）控制传染病三要素

截止到 2022 年 1 月 14 日，新冠全球累计确诊约 **3.1 亿**人，其中超过 **551 万**人死亡，接近于一个芬兰的人口总和。根据 2022 年统计，芬兰人口数为 **5542517**。

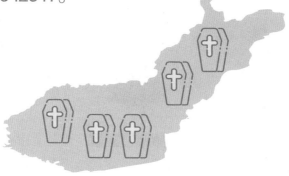

如何能结束这场疫情，成为各国摆在眼前的头等大事。我国根据 2020 年公布的《中华人民共和国传染病防治法》，对传染病采取"控制传染源，阻断传播途径和保护易感人群"的方式处理。

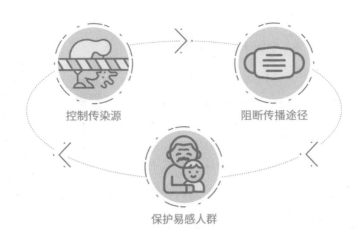

控制传染源，简单来说就是把感染新冠肺炎病毒的人或物与外界隔离开来。对出现疫情的地区采取封控管控，对感染新冠肺炎病毒的人进行隔离，对核酸阳性的物品进行消毒或销毁。

有效阻断传播途径，首先需要清楚新冠肺炎病毒是如何传播的。新冠肺炎病毒可以通过直接、间接接触和空气飞沫进行传播。因此，戴口罩、勤洗手、多消毒确实可以有效阻断病毒传播，保护人体。

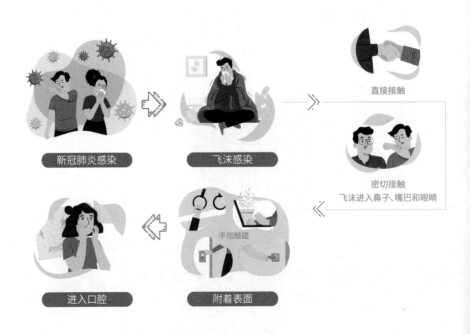

（6）症状与检测

如果感染了新冠肺炎病毒，将会经历两个阶段：

第一个阶段	第二个阶段
在新冠肺炎病毒感染后 5 天，病毒会在人体内大量复制，人们称这一阶段为"病毒复制期"，一般表现为咳嗽、发热和呼吸困难。除此以外，常见症状还包括头疼、嗅觉缺失、腹泻、疲乏和神经系统出现问题。	症状出现后 7~10 天，进入第二个阶段，由于病毒引发人体强烈的免疫反应，部分患者会发展成重症，多器官衰竭，需要进ICU（重症加强护理病房）进行治疗。

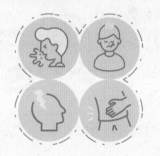
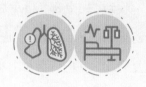

目前检测途径有两种，即核酸检测和血清学检测，但"金标准"还是核酸检测。

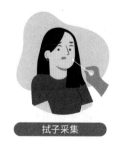
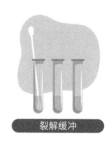
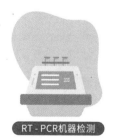

拭子采集　　裂解缓冲　　RT - PCR机器检测

（7）新冠病毒狙击战

病毒感染人体需要经历层层关卡，突破天然免疫和获得性免疫（口咽部黏膜免疫、体液免疫和细胞免疫），类似于"民兵"协同"海、陆、空三军"大战病毒。

"民兵"（由吞噬细胞和天然杀伤性细胞组成）

吞噬细胞和天然杀伤性细胞在外周血中四处游荡，负责巡逻，当发现"可疑分子"，当即"收监"，并且将可疑分子的特点上报给"司令部"（由 T 细胞组成），"司令部"会通知"海、陆、空三军"，共同狙击病毒。

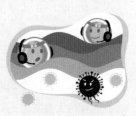

"海军"（口咽部黏膜）

收到"司令部"指示后，口咽部黏膜会分泌大量的 SIgA 抗体，通过与病毒结合形成复合物，阻止病毒对上皮细胞的粘附，通过呼吸道黏膜纤毛摆动，将复合体排出体

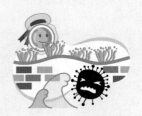

外，达到清除病毒目的；同时，SIgA 与新冠病毒结合形成的复合物还可刺激黏膜分泌大量黏液，"冲洗"黏膜上皮细胞，再次防止病毒粘附。并且，SIgA 还能增强黏膜分泌液中具有抑菌或杀菌活性的多肽，抑制病毒复制或杀死病毒，即黏膜免疫。

"陆军"（由 T 细胞组成）

收到"民兵"报告后，"司令部"整编成 2 支队伍，一支由 CD8+T 和 CD4+T 细胞共同组成，负责杀死感染病毒的自身细胞（类似"叛徒"），即细胞免疫；另一支队伍由 CD4+T 细胞组成，派给空

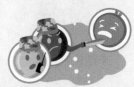

军（由 B 细胞组成）做"政委"，负责训练 B 细胞能识别可疑分子，并制造出专门攻击病毒的炮弹（中和抗体），即体液免疫。

"空军"（由 B 细胞组成）

被"政委"（CD4+T 细胞）教育后，能识别可疑分子，并制造出专门攻击病毒的炮弹（中和抗体），即体液免疫。

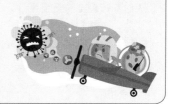

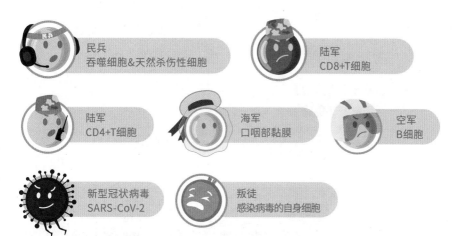

民兵
吞噬细胞&天然杀伤性细胞

陆军
CD8+T细胞

陆军
CD4+T细胞

海军
口咽部黏膜

空军
B细胞

新型冠状病毒
SARS-CoV-2

叛徒
感染病毒的自身细胞

然而，新冠病毒非常狡猾，它可以杀死"民兵"，减少"民兵"的数量，导致信息不能上报；其次，它还可以减少 T 细胞的数量，导致"陆、海、空三军"作战能力大幅下降。

（8）新冠病毒终结者

因此，除了物理防护（比如保持社交距离，戴口罩，勤洗手，多消杀）外，我们需要用疫苗来提高群体免疫，终结疫情。

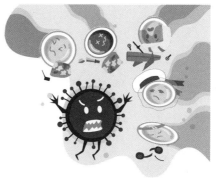

目前国内使用的新冠疫苗主要有三种，灭活新冠疫苗，重组蛋白新冠疫苗和腺病毒载体新冠疫苗。

灭活新冠疫苗和重组蛋白新冠疫苗

其免疫机理主要为诱导人体产生体液免疫反应。

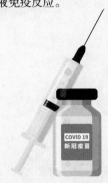

腺病毒载体新冠疫苗

除体液免疫产生抗体外，还可诱导机体产生细胞免疫反应，这是真正意义上的双重保护。中和抗体可以有效识别进入人体的病毒，快速防护；细胞免疫可清除被感染细胞，起到预防重症的作用。

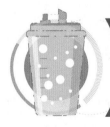

吸入型腺病毒载体新冠疫苗，还可诱导机体的黏膜免疫反应，从病毒入侵门口建立全面保护，有望从源头阻断病毒传播，这是真正实现"海、陆、空三军"作战的疫苗。

77. 远离流感病毒

（1）"隐藏在身边的魔鬼"——认识流感

流感是由流感病毒引起的一种急性呼吸道传染病，严重危害人民群众健康。据世界卫生组织报告，每年流感季节，全球出现 300~500 万重症流感病例，29~65 万呼吸道疾病相关死亡。流感病毒发生突变的频率很高，传播迅速，每年季节性流行可使人群反复感染发病。

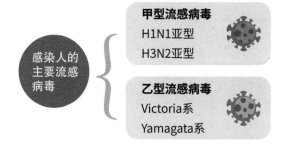

感染人的主要流感病毒

甲型流感病毒
H1N1亚型
H3N2亚型

乙型流感病毒
Victoria系
Yamagata系

我是大学生，年轻力壮，抵抗力好得很，不怕流感。这种观点是错的！

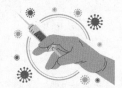

据统计结果显示，未接种流感疫苗的人群中，所有人群均易感染流感。学校作为封闭的人群密集场所，更容易造成流感病毒的传播。我国每年报告的流感疫情中，90% 以上发生在学校和托幼机构。流感可导致大流行，累计使全球几十亿人感染、超过 5000 万人死亡，历史上历次流感大流行中，青壮年都是感染发病的主要人群。

流感传染性强，带它回家过年，小心长辈和兄弟姐妹中招！

	西班牙流感	亚洲流感	香港流感	甲型 H1N1 流感
时间	1918 年	1957—1958 年	1968—1969 年	2009—2010 年
起源地	不详	中国云南	中国香港	北美洲
病毒亚型	H1N1	H2N2	H3N2	H1N1
全球归因超额死亡人数	> 4000 万人	100~200 万人	50~100 万人	50~100 万人
感染发病主要人群	青壮年	全人群	全人群	儿童和青壮年

怎么判断我得的是流感还是普通感冒？重点来了！

	流感	普通感冒
致病原	流感病毒	鼻病毒、冠状病毒等
流感病原学检测	阳性	阴性
传染性	强	弱
发病的季节性	有明显季节性（我国北方为 10 月至次年 3 月多发）	季节性不明显
发热程度	多高热（39~40℃），可伴寒颤	不发热或轻、中度热
发热持续时间	3~5 天	1~2 天
全身症状	重，头痛、全身肌肉酸疼、乏力	轻或无
病程	5~10 天	5~7 天
并发症	可合并肺炎、中耳炎、脑膜炎或脑炎	少见

（2）"魔高一尺，道高一丈"——预防流感

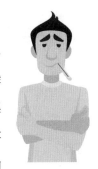

流感通过打喷嚏和咳嗽等产生的飞沫传播，经口腔、鼻腔、眼睛等黏膜直接或间接接触感染。接触被病毒污染的物品也可通过上述途径感染。在特定场所，如人群密集且密闭或通风不良的房间内，流感病毒也可能通过气溶胶的形式传播。流感患者和隐性感染者都可排毒，成人和较大年龄儿童一般持续排毒 3~8 天（平均 5 天），大学生放假回家时，极有可能将流感传染给家中的"脆弱"人群，如儿童、老年人等。

轻症流感易与普通感冒混淆，流感严重者可以导致死亡。我国每年流感发病人数约为 5400 万至 1.26 亿人，超过北、上、广深常住人口总和；死亡约 10~24 万人，相当于每 2 分钟死亡 1 人。

是不是流感，还得靠专业医生诊断！

流感预防最重要的措施：每年接种流感疫苗。

保持良好的个人卫生习惯是预防流感等呼吸道传染病的重要手段，主要措施包括：

- 勤洗手（七步洗手法）。
- 保持环境清洁和通风。
- 保持良好的呼吸道卫生习惯，咳嗽或打喷嚏时，用上臂或纸巾、毛巾等遮住口鼻，咳嗽或打喷嚏后洗手，尽量避免触摸眼睛、鼻或口。
- 出现流感样症状（发热，体温超过 38℃，伴咳嗽或咽痛）应注意休息及自我隔离，前往公共场所或就医过程中需戴口罩。

让身体和心灵保持最美年华——青年人健康知识汇编

①流感疫苗需**每年接种**。流感病毒发生突变的频率很高，几乎每年流行的亚型都不一样，因此流感疫苗每年都得接种。

②接种了新冠疫苗，也需要接种流感疫苗。因为新冠疫苗不防流感。

③接种流感疫苗是安全的。通过肌肉注射接种灭活流感疫苗是安全的，但也可能会出现不良反应。最常见的副作用主要表现为接种部位红晕、肿胀或发热、头痛等。但这些症状通常是轻微的，一般在 1~2 天自行消退，极少出现重度反应。

④接种流感疫苗一般在社区卫生服务中心，接种前可以通过网络或电话预约。

⑤作为当代大学生，应该给家人亲戚朋友普及疫苗的知识，带动大家接种疫苗，为他们的健康上一份保险。

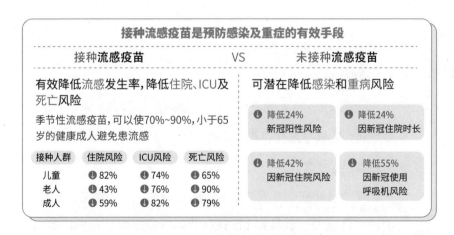

接种流感疫苗是预防感染及重症的有效手段			
接种**流感疫苗**	VS	未接种**流感疫苗**	
有效降低流感发生率，降低住院、ICU及死亡风险		**可潜在降低感染和重病风险**	
季节性流感疫苗，可以使70%~90%，小于65岁的健康成人避免患流感		降低24% 新冠阳性风险	降低24% 因新冠住院时长

接种人群	住院风险	ICU风险	死亡风险
儿童	↓82%	↓74%	↓65%
老人	↓43%	↓76%	↓90%
成人	↓59%	↓82%	↓79%

降低42% 因新冠住院风险　　降低55% 因新冠使用呼吸机风险

流感疫苗的价数不是问题，尽早接种才是关键。

我国现已批准上市的流感疫苗有三价和四价两种。世界卫生组织及中国疾病预防控制中心发布的指南中都明确指出，目前我国流行的毒株系三价、四价疫苗均能覆盖，接种任意一种价数的疫苗均能提供有效保护，三价、四价无优先推荐，关键是要尽早接种！接种流感疫苗和新冠疫苗并不冲突，接种间隔大于 14 天即可。我国批准使用的流感疫苗产品线丰富，不出国门也能接种到拥有国际品质的优质疫苗。

（3）"不畏魔道，正面攻击" —— 治疗流感

平时得普通感冒，好好休息就好，流感这么凶猛，该怎么治疗呢？

流感疫苗 三价四价

三价流感疫苗（国际品牌）	**VS**	四价流感疫苗（国产品牌）

	三价流感疫苗（国际品牌）97.95%			四价流感疫苗（国产品牌）98.42%
毒株及覆盖比例	甲型 H1N1	甲型 H3N2	乙型Victoria 2021—2022年 流行毒株	甲型 H1N1　甲型 H3N2　乙型Victoria 2021—2022年 流行毒株 ▼ 乙型Yamagate 占比0.47%
适用人群	6~35 月龄	3岁 及以上	孕妇、哺乳期	3岁及以上
性价比	参考价格45~65元/支			参考价格128元/支

隔离和支持治疗	抗病毒治疗	对症治疗
对临床诊断病例和确诊病例应尽早隔离治疗，充分休息，多饮水，营养饮食。	重症或有重症流感高危因素的患者，应尽早进行抗病毒治疗。	对症处理，针对不同症状，采取相关措施缓解。

78. 关于 HPV 你应该了解的知识

我们求知、恋爱、逐梦……原本是人生最美好的年华却被"宫颈癌"拦住脚步,"在中国 15~44 岁的女性中,宫颈癌发病率高居恶性肿瘤第三位",这让很多女性恐惧却束手无策。

(1)你真的了解宫颈癌吗?

要了解宫颈癌首先得了解我。自我介绍一下吧,我是女性一生中最重要的朋友,在受精、妊娠及分娩过程,我都参与陪伴。可是当我的细胞开始异常生长后,如果不给予治疗,就会发展为癌症,即宫颈癌("子宫颈癌"的简称)。

宫颈癌,正悄悄缠上"年轻女孩",这里有两组数据:

2019 年,ICO 中国 HPV 和相关疾病报告显示:2018 年中国约有 10.6 万例新诊断的宫颈癌,在中国 15~44 岁的女性中,宫颈癌发病率高居恶性肿瘤第三位。

1990 年至 2009 年北京市的回顾性分析显示,近 20 年,北京市宫颈癌的发病呈现年轻化的趋势,最小的宫颈癌患者年龄仅为 17 岁。

宫颈癌的临床表现有以下这几点:

■ 阴道出血(常为接触性出血,多见于性交后出血)。

- 阴道排液（呈白色或血性，稀薄似水样、米汤水样，有腥臭味）。
- 晚期症状（腰痛、尿频、尿急、肛门坠胀、下肢水肿等）。
- 恶病质（疾病后期出现消瘦、贫血、发热和全身各脏器衰竭）。

（2）HPV 型别繁多，家族庞大

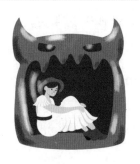

宫颈癌这么可怕的病症，要怎么预防呢？

关于这个问题，我们首先要认识一下，引起宫颈癌的"罪魁祸首"——HPV（人乳头瘤病毒）。

HPV 家族庞大、有 200 多种不同型别，其中 40 多种型别能感染男女生殖道（阴茎皮肤、外阴、肛门、阴道、宫颈和直肠），可导致宫颈癌、宫颈原位腺癌（AIS）、生殖器疣、外阴癌、肛门癌、阴道癌等疾病。

有研究发现，几乎所有的宫颈癌（99.7%）都与生殖器官感染 HPV 有关，HPV 感染是宫颈癌发生的必要条件，如果你检测出 HPV 阴性，那几乎不会发生宫颈癌。

（3）HPV 的传播途径

HPV 主要通过性行为传播，而且传染性极强！HPV 的传播速度比某些性传播病原微生物（如 HIV）还要高。但麻烦的是，大多数 HPV 感染者并没有任何症状和体征，所以并不知道自己已被感染，这时如果他们发生性行

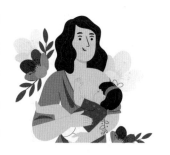

为，则会将病毒传染给性伴侣。不过，性行为可不是 HPV 感染的唯一途径，它还可通过直接接触感染和母婴传播。

（4）HPV 感染很常见

一项基于美国人群的研究显示，有性行为的男性和女性一生中感染 HPV 的几率高达 85%~90%。

HPV 感染非常常见，通常发生在初次性行为后不久。我国女性高危型 HPV 感染更是普遍。这也有一组数据：一项 2019 年纳入 198 项研究的中国系统性综述显示，在中国，每 5 位女性中约有 1 人感染高危型 HPV。

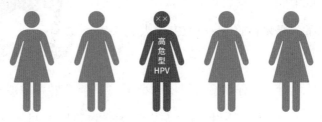

（5）我国女性要警惕 HPV52 / HPV58

高危 / 低危 HPV 型别的分类表		
常见高危型	HPV16/18/31/33/45/52/58 等	导致约 92% 的宫颈癌，同时还会导致口咽癌、肛门癌、子宫颈癌、阴茎癌等疾病
常见低危型	HPV6/11 等	可能引起尖锐湿疣等疾病

上表中列出的高危型中，要特别注意 HPV52/58 型，它们在中国要更普遍，约可引起 14.7% 的宫颈癌，而在全球约可引起 7.4% 的宫颈癌。一项汇总中国 170 万女性 HPV 感染的流行病学研究显示，中国女性最易感染的高危型 HPV 亚型前三的是：HPV16、HPV52、HPV58。我国女性 HPV 感染按年龄呈"双峰"分布，这两个高峰年龄，分别在"17~24 岁"和"40~44 岁"所以我们一定要重视！

（6）宫颈癌是可以预防的

宫颈癌能不能预防呢?

一级预防
减少HPV感染
·健康教育
·接种HPV预防性疫苗

二级预防
对癌前病变
进行筛查、诊断
和治疗

三级预防
对宫颈癌
进行治疗

宫颈癌是一种感染性疾病,是可以预防、治疗、治愈甚至消灭的疾病。我们可以通过"三级预防"策略来有效防治宫颈癌,这个策略由国内外权威机构推荐。

①一级预防

保持外阴清洁卫生	正确使用避孕套	减少性伴侣数
如果不注意卫生就容易发生生殖道感染,会增加 HPV 感染和宫颈病变的风险。每日至少清洗一次外阴,内裤必须要每日更换,尽量穿纯棉、透气内裤。	虽然不能完全阻断 HPV 的传播,但可以减少 HPV 感染的风险。需正确使用避孕套,建立安全的性行为。	有多个性伴侣会使 HPV 感染的风险增加;少性伴不仅可以减少自己感染的机会,也会减少感染别人的机会。

一级预防:警惕这些"危险信号"

- 月经过少、过多、紊乱或严重痛经。
- 白带多,外阴痒。
- 腹部,特别是下腹部有包块。

- ■ 急性下腹部疼痛。
- ■ 阴部创伤。

②二级预防为对癌前病变进行筛查、诊断和治疗。

③三级预防为对宫颈癌进行治疗。

不吸烟，可以降低患宫颈癌的风险。研究表明，相比于不吸烟的女性，吸烟女性患宫颈癌的危险性会增加两倍。

（7）接种 HPV 疫苗，预防宫颈癌

接种 HPV 预防性疫苗。世界卫生组织、美国临床肿瘤学会、中华预防医学会妇女保健分会等国内外权威机构都指出，接种 HPV 疫苗是宫颈癌一级预防的主要措施之一；HPV 疫苗的有效性和安全性已获得包括世界卫生组织在内的国内外权威机构认可。

HPV 疫苗就是人乳头瘤病毒疫苗，可以有效预防宫颈癌以及疫苗所含 HPV 型别导致的病变。目前可选择的疫苗价数有二价、四价和九价。HPV 是目前为止唯一可以有效预防宫颈癌的疫苗，越早接种效果越好呦！你接种 HPV 疫苗了吗？

（8）选择适合自己的 HPV 疫苗

	国产二价 HIV 疫苗		进口二价 HIV 疫苗	进口四价 HIV 疫苗	进口九价 HIV 疫苗
全球 / 中国上市时间	–/2019 年		2007 年 / 2016 年	2006 年 / 2017 年	2014 年 / 2018 年
预防 HPV 型别	16/18		16/18	6/11/16/18	6/11/16/18/31/33/45/52/58
中国女性适宜接种年龄	9~14 岁 2 剂次	15~45 岁 3 剂次	9~45 岁	9~45 岁	9~45 岁

	国产二价 HIV 疫苗		进口二价 HIV 疫苗	进口四价 HIV 疫苗	进口九价 HIV 疫苗
三针接种程度	0–6 月	0–1–6 月	0–1–6 月	0–2–6 月	0–2–6 月
疫苗作用	预防 69% 子宫颈癌（预防 84.5% 子宫鳞癌）			预防 69% 子宫颈癌（预防 84.5% 子宫鳞癌），预防 90% 生殖器疣	预防 92% 子宫颈癌，预防 90% 生殖器疣

注：宫颈癌根据病理类型可分为宫颈鳞癌和宫颈腺癌。

①只要感染 HPV 就一定会发展为宫颈癌吗？

不一定。HPV 感染是一种极为常见的病毒感染，正常情况下，HPV 会被人体免疫系统清除，感染 HPV 后大约 90% 的人会在两年内自动清除该病毒，感染低危型 HPV 不会发展为宫颈癌，少数免疫功能较弱或免疫机制缺陷的女性，无法消灭进入体内的 HPV，导致高危型 HPV 病毒持续感染这种状况，则有可能发展成为宫颈癌。

②宫颈癌是由于女性不注意卫生或使用不洁卫生巾导致的吗？

宫颈癌的发生主要是由高危型 HPV 感染所致，与阴道的清洁卫生和使用不洁卫生巾没有直接关系，但不注意卫生的女性容易发生生殖道感染，会增加 HPV 感染和宫颈病变的风险。

③避孕套可以预防 HPV 吗？

大多数 HPV 感染者无任何症状和体征，并不知道自己已被感染，他们可以继续将病毒传染给性伴侣。避孕套的正确使用可以降低 HPV 感染概率，但由于 HPV 的易感染部位除避孕套保护覆盖的区域外还包括阴囊、肛周等其他部位，因此避孕套有时也无法提供完全保护。

④有了性生活还能接种 HPV 疫苗吗？

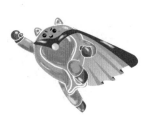

能。只要在适龄范围内，都可以接种 HPV 疫苗；有过性生活的女性，并不一定感染 HPV；即使感染了 HPV，接种疫苗也能预防持续性 HPV 感染，进而预防相关疾病。

⑤接种疫苗前需要做 HPV 检查吗？

不需要。世界卫生组织提出女性无论是否感染 HPV，都有可能从接种疫苗中获益，因此没有必要在接种疫苗前额外增加一次 HPV 病毒筛查。

⑥没有性生活或只要注意性行为卫生，就不会感染 HPV？

不一定。HPV 除了通过性行为感染外，还可通过直接接触感染，比如手或生殖器官接触了带有 HPV 的物品后（通常发生在如厕、沐浴时），则有可能将病毒带入生殖器官，所以没有性生活或性行为卫生的女性也不是绝对安全的。

⑦什么时候打 HPV 疫苗？

越早打越好！年龄越大，之前感染过 HPV 的风险就越高，而 HPV 疫苗对未感染人群的保护效果更好，因此在感染前接种可以更有效地预防。

⑧已经感染了 HPV，还可以注射疫苗吗？

可以。HPV 疫苗并不是只对从未感染过 HPV 的人群有效，因为疫苗是多价的，即使感染了一种型别，疫苗还可以预防其他疫苗所含 HPV 型别导致的病变，对男性 HPV 型别相关的阴茎、肛门、肛周的癌前病变和癌也有保护作用。

⑨男性可以接种 HPV 疫苗吗？

不少国家对于男性或男性少年接种 HPV 疫苗做出了相关规定，但我国大陆未做男性接种疫苗的有效性研究，故我国 HPV 疫苗目前仅应用于女性，男性不能接种。

⑩ HPV 和 HIV 是相似的吗？都可以引起艾滋病吗？

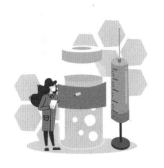

HPV 是人乳头瘤病毒，HIV 是人类免疫缺陷病毒，这是两种完全不同的病毒。HPV 远比 HIV 容易感染。预防 HPV 感染最有效的办法是接种 HPV 疫苗，目前尚没有针对 HIV 的疫苗。

⑪接种 HPV 疫苗后，还需要进行宫颈癌筛查吗？

需要。根据 2017 年中国子宫颈癌综合防控指南，所有 25~64 岁有性生活的女性，即使接种过 HPV 疫苗，仍需定期接受宫颈癌筛查。中国仍有约 7% 的宫颈癌暂时不能通过接种 HPV 疫苗预防，对于已经接种 HPV 疫苗的女性，如果已经到了筛查年龄，仍然需要定期进行筛查。

⑫接种疫苗安全吗？会有副作用吗？

在我国上市的国产 HPV 和进口 HPV 疫苗，均通过了世界卫生组织的供应商预认证。这是世界卫生组织为联合国儿童基金会和其他联合国疫苗采购机构提供的一项资格预审。此项认证是为了确保用于计划免疫的疫苗是安全并且有效的。2017 年，世界卫生组织再次肯定了 HPV 疫苗的安全性。HPV 疫苗在全球也得到了广泛应用。以四价疫苗为例，这是全球第一款获批上市的 HPV 疫苗，目前在 161 个国家地区上市，有超过 3 亿剂次的接种，不良反应事件发生率小于万分之五。国产二价疫苗、进口九价疫苗不良反应报告率均小于万分之二。

79. 被忽视的戊型肝炎

戊型病毒性肝炎简称"戊型肝炎"，是一种因感染戊型肝炎病毒（HEV）而导致的急性传染病。其以肝脏损害为主，以疲乏、食欲减退、厌油、肝功能异常等为主要临床表现。戊型肝炎属于我国乙类传染病，主要通过消化道传播，多数戊型肝炎大流行和饮用水被污染有关。近年来戊型肝炎多发于学校和职工食堂。

（1）病毒性肝炎主要的5种型别

HAV 甲肝病毒、HBV 乙肝病毒、HCV 丙肝病毒、HDV 丁肝病毒、HEV 戊肝病毒。

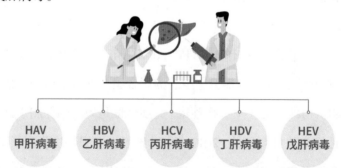

HAV 甲肝病毒	HBV 乙肝病毒	HCV 丙肝病毒	HDV 丁肝病毒	HEV 戊肝病毒

> 戊肝病毒由于发现较晚，一直不被人熟知，但戊型肝炎离我们其实并不遥远。

戊型肝炎可以经消化道、血液、母婴和日常生活接触传播，其中消化道传播是其最常见的传播途径。

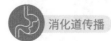 消化道传播　 血液传播　 母婴传播　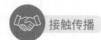 接触传播

（2）戊型肝炎曾在全球爆发

时间	地点	病发数量	死亡数量
1955—1956	印度新德里	97000 例	90 例
1973—1974	尼泊尔加德满都山峡	10000 例	孕妇 30 例
1978—1982	印度克什米尔	52000 例	1700 例
1986—1988	中国新疆	119280 例	707 例，其中 414 例为孕妇
1988—1989	索马里谢贝利河下游区	11413 例	346 例
1990—1991	印度坎普尔	79091 例	48 例
2007—2009	乌干达北部	10196 例	160 例
2012—2013	南苏丹	12386 例	225 例

①研究表明，我国全人群戊肝感染率为 23.46%；大学生为易感人群，该年龄人群戊肝易感率高达 85%~95%。

②《公务员录用体检通用标准（试行）》《军队院校招收学员体格检查标准》规定，患有急性肝炎者不合格。

③急性期戊型肝炎患者住院隔离，住院时间长，人均住院 20~30 天；住院费用高，人均费用 1~2 万元，加重学生的经济负担。

　　孕妇感染戊型肝炎后病死率高达 10%~50%，且死胎、早产率高。

（3）戊型肝炎目前无特效药，接种疫苗是预防戊型肝炎最有效的方法

得了戊型肝炎可能会出现的临床表现有哪些?

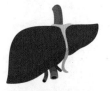

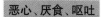恶心、厌食、呕吐　　　　肝功能损害

> 我国自主研发的全球唯一戊型肝炎疫苗，研究显示，4.5 年保护率可达 93.3%。

80. 哪些人该接种乙肝疫苗

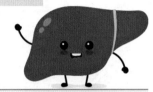

（1）乙型肝炎有哪些危害

传染性极强	乙肝病毒体外生存能力强，在常温下可生存 6 个月，20℃时可存活 15 年。它可以随着病人的体液传染给其他健康人，正常人接触病人的尿液、唾液、乳汁、羊水、经血、阴道分泌物，通过血液或溃疡面，极易感染。
恶变性	乙肝病毒携带者有 31.6%~60.1% 转化成慢性肝炎；20.8%~56.3% 的慢性肝炎患者将恶化成肝硬化、肝腹水；16.5%~51.1% 的肝硬化患者将癌变。得了肝癌等于走到了生命的边缘。
突发性	乙肝病毒侵入人体后具有一定的潜伏期，当外界条件成熟，可突然爆发，且具有不可抑制性。
加重心理负担，影响生活质量	慢性乙型肝炎不仅严重影响患者的身体健康，干扰其正常生活，还将对其造成巨大的心理伤害。乙型肝炎对患者的升学、就业、入伍、婚嫁将造成影响。
难治愈性	感染乙肝需要终生治疗，且尚无任何药物可以根治，给社会、患者家庭造成沉重的经济负担。

（2）乙肝的传播途径

母婴传播、性传播、血液及血液制品传播。

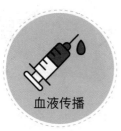
血液传播

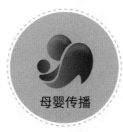
母婴传播

性接触传播

日常生活中通过破损的皮肤和粘膜，接触微量血液：

- 共用牙刷或剃须刀；
- 共用或重复使用消毒不彻底的针具来纹身、纹眉、扎耳环孔、修足或注射毒品；
- 重复使用医疗器械、针头、针筒；
- 医务人员工作中的意外暴露等均有 HBV 感染的风险。

（3）都有哪些人需要接种乙肝疫苗？

乙肝疫苗接种对象包括所有未接种或者未全程接种乙肝疫苗、接种史不详、所有自愿接种乙肝疫苗的人。尤其是存在以下风险的人群：

- 存在性暴露感染风险的人群；
- 存在职业暴露风险的人群：如医学院校学生、接触血液的医务工作者等；
- 存在经皮肤和黏膜暴露血液风险的人群：如 HBsAg 携带者或乙肝患者的家庭成员；
- 其他人群：如糖尿病人群、集体生活的大学生人群。

（4）大学生乙肝疫苗接种不容忽视

①乙肝病毒在哪里——乙肝病毒就在身边！

公共服务场所不同器械 HBsAg 检出率

器械名称 The Appliances	检测样本数 The Number of Sample	阳性率 The Number of HBsAg[+]	样本 HBsAg 检出率（%） Testing Rate of HBsAg
暗疮针（Acne needle）	39	2	5.13
刀具（Knives）	536	11	2.05
镊子（Nippers）	24	1	4.17
梳子（Combs）	49	2	4.08
毛巾（Towel）	67	1	1.49
其他（Others）	83	0	0.00

②大学生感染 HBV——"风险高"

大学生多处于青春期及性活跃期，其暴露于 HBV 的机会将有所增加。大学生往往通过性途径、共用牙刷或剃须刀、修指甲、纹身等血液途径感染乙肝。因此集体生活的大学生是乙肝感染的高危人群。

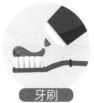

牙刷

剃须刀

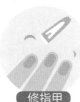

修指甲

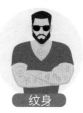

纹身

81. 狂犬病预防知识

（1）什么是狂犬病？

狂犬病即疯狗症，又名恐水症，是一种侵害中枢神经系统的急性病毒性传染病，所有温血动物包括人类，都可以被感染。目前没有有效的临床治疗方法，一旦病发，病死率几近100%。

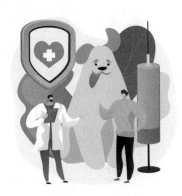

（2）什么动物可以传播狂犬病？

几乎所有的哺乳动物都会感染狂犬病，但狂犬病主要由狗、猫、蝙蝠、狐狸、狼、浣熊等传播。

高风险动物：犬和猫，野生哺乳动物如狐、狼、豹、熊、臭鼬、蝙蝠。

低风险动物：家畜如牛、马、猪、羊，啮齿动物如鼠、兔、松鼠等。

无风险动物：哺乳动物以外等动物均为无风险动物，如乌龟、蛇、蜥蜴、鸟、鱼等。

特例：人，被一般人咬伤无需进行狂犬病预防；被狂犬病人咬伤、抓伤一定要及时进行狂犬病暴露后处理。

（3）认识狂犬病病毒

狂犬病病毒是引起狂犬病的病原体，在电子显微镜下观察为子弹状。狂犬病病毒耐低温，可在 -80℃下保存数年，在高温环境下，经56℃、30分钟或100℃、2分钟即可灭活，对脂溶剂（肥皂水），50%~70%乙醇，碘制剂敏感。其中稀碘伏是常用的，也是国家《狂犬病预防控制技术指南（2016版）》里面推荐的灭活消毒剂。

（4）狂犬病是怎么传播的？

狂犬病患病动物唾液中含狂犬病病毒，狂犬病主要有以下三种传播途径：

①被可疑动物咬伤、抓伤。

②被可疑动物舔舐伤口、黏膜，或开放伤口被唾液污染。

③吸入病毒气溶胶（仅实验室、蝙蝠洞）。

（5）狂犬病潜伏期有多久？

在世界卫生组织关于狂犬病的最新技术报告中，关于狂犬病的潜伏期是这样表述的："潜伏期从 5 天至数年，通常 1 至 3 个月，极少超过 1 年。潜伏期的长短取决于进入人体的病毒数量、病毒的毒力、以及伤口与大脑中枢神经系统的距离。"

（6）狂犬病是怎么发病的？

狂犬病病毒自伤口或粘膜破损入侵人体后，在伤口局部可短暂停留或小量增殖，再侵入近处的末梢神经；病毒沿末梢神经向中枢神经作向心性扩展，至脊髓的背根神经节再大量繁殖，入侵脊髓并很快到达脑部；引起发病。病毒在脑部大量复制后从中枢神经向周围神经扩展，开始在唾液等部位分泌病毒，此时具有传播性。

（7）怎样预防狂犬病以及在暴露前预防？

如果家中喂养宠物一定要做好动物的预防接种和人的暴露前免疫。一旦被咬伤、抓伤及时到狂犬病预防门诊就诊，接受规范的狂犬病暴露后预防处置。

暴露前预防接种程序为第 0 天、第 7 天、第 21 天或 28 天各接种一剂，共 3 剂。狂犬病暴露高风险的人群建议进行暴露前预防接种，如兽医、动物驯养员、居住在狂犬病流行地区的儿童。养犬、猫等宠物的家庭由于暴露风险高，甚至容易多次暴露，建议暴露前进行预防接种。

（8）狂犬病暴露前预防有什么优势？

①更安全。接受过暴露前免疫的人体内存在免疫记忆，在被犬只咬伤后，通过加强接种即可在一周左右产生高水平的抗体，更快得到保护。

②更放心。接受过暴露前免疫的人体内存在一定的保护性抗体，与动物普通接触时不用担心感染狂犬病。虽然暴露后及时规范的伤口处置及疫苗接种可以有效预防狂犬病，但如果病毒在疫苗发挥免疫作用前就到达中枢神经，此时就可能造成狂犬病暴露后的免疫失败。做好狂犬病暴露前预防可为处于暴露危险中或接受暴露后处置延迟的人群提供一定的保护。避免暴露后免疫失败的可能。

③更经济。接受过暴露前免疫的人，再次发生暴露仅需加强接种2剂，并且不用注射价格上千元的狂犬病免疫球蛋白，可以节约一大笔费用。

（9）什么是狂犬病暴露及分级？

狂犬病暴露是指被可疑的狂犬病宿主动物咬伤、抓伤、舔舐粘膜或者破损皮肤，或者开放性伤口、粘膜被可疑动物唾液污染，造成狂犬病病毒感染的过程。

暴露后分级有明确的界定：

> ■ Ⅰ级暴露：接触或喂养动物，完好的皮肤被舔。
>
> ■ Ⅱ级暴露：裸露的皮肤被轻咬，或者无出血的轻微抓伤或擦伤。
>
> ■ Ⅲ级暴露：
>
> ①单处或多处贯穿性皮肤咬伤或抓伤："贯穿性"表示至少已伤及真皮层和血管，临床表现为肉眼可见出血。

②破损皮肤被舔：应注意皮肤皲裂、抓挠等各种原因导致的微小皮肤破损。

③粘膜被动物体液污染。

（10）狂犬病暴露后规范处理流程是什么样的？

①规范地进行伤口处理，使用稀肥皂水和清水交替冲洗 15 分钟以上，最后用生理盐水冲洗干净，消毒。

②对于 III 级暴露以及位于头面部的 II 级暴露，正确注射被动免疫制剂如免疫球蛋白。

③按程序全程接种人用狂犬病疫苗。

（11）为什么要注射狂犬病免疫球蛋白（狂免）？

接种狂犬病疫苗，从第一针接种算起，一般需要 7~14 天才能产生足量保护性抗体，所以在没有足够抗体产生的一段时间里，主要靠狂犬病免疫球蛋白起到被动免疫的作用。此外，在伤口附近使用免疫球蛋白也能直接消除侵入的狂犬病病毒。

（12）宠物注射过兽用狂犬病疫苗后咬了人，人还需要打狂犬病疫苗吗？

由于无法确定宠物的免疫效果，无法 100% 排除狂犬病风险，因此，被已接种狂犬病疫苗的宠物咬伤，仍建议接种狂犬病疫苗，以确保安全。

（13）暴露后接种有何禁忌？孕妇接种有何禁忌？

由于狂犬病是致死性疾病，暴露后接种疫苗无任何禁忌症；尚无报告表明孕妇采用包括细胞培养狂犬疫苗（CCRV）在内的暴露后接种程序而有引起流产或对胎儿产生其他伤害的风险。

暴露前接种时，以下人员应禁忌。狂犬病暴露后预防对孕妇不是禁忌，在该群体中具有免疫原性、高度有效而且安全。

①已知对该疫苗所含任何成分包括辅料过敏者。

②患急性疾病、严重慢性疾病、慢性疾病的急性发作期和发热者。

③患未控制的癫痫和其他进行性神经系统疾病者。

（14）如果接种狂犬病疫苗和儿童计划接种时间冲突怎么办？

正在进行计划免疫接种的儿童可按照正常免疫接种程序接种狂犬病疫苗。目前研究未发现狂犬病疫苗和其他疫苗（包括儿童计划免疫疫苗）同期使用会对免疫效果产生相互影响。如家长仍有怀疑，鉴于狂犬病的致死性，应优先接种狂犬病疫苗。

目前，市场上常用的人用狂犬病疫苗主要有两种基质，这两种基质的疫苗又有什么区别呢？

狂犬病疫苗	类型及特征	WHO推荐	目前广泛使用
人二倍体细胞疫苗（HDCV）	1. 细胞培养疫苗，人源细胞 2. 人二倍体细胞为正常核型细胞，无致癌性，HDCV无任何外源动物杂质及神经毒性因子，具有更好的免疫原性和记忆性应答	√	√
Vero细胞疫苗（PVRV）	1. 细胞培养疫苗，传代细胞系，非洲绿猴肾细胞 2. Vero细胞为肿瘤细胞，在使用过程中需要控制其中一定的代次之内，制备的疫苗在使用过程中有一定的致癌风险 3. 细胞蛋白的抗原性与人一致，生产的疫苗过敏反应率低，安全性好	√	√

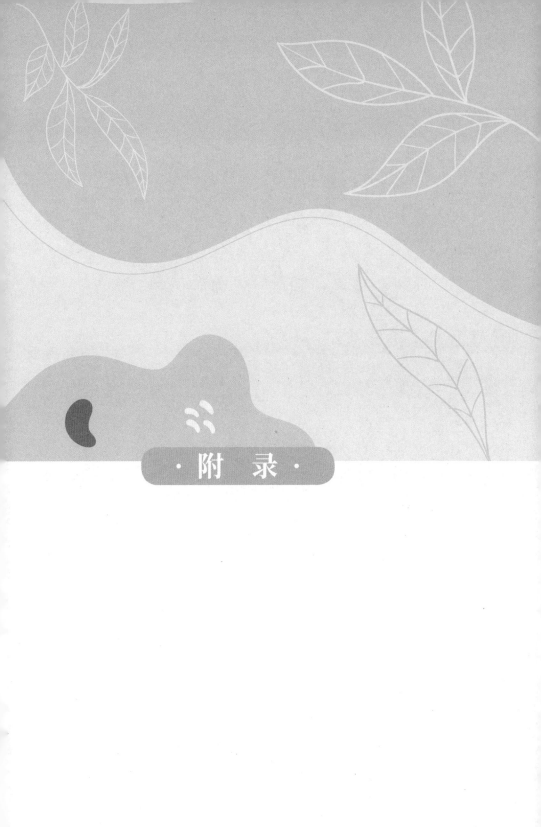

·附　录·

附 录

健康宣传日

序号	宣传日期	宣传日名称
1	3月24日	世界防治结核病日
2	4月	全国爱国卫生月
3	4月7日	世界卫生日
4	4月15日—21日	全国肿瘤防治宣传周
5	4月的第四周	《中华人民共和国职业病防治法》宣传周
6	4月25日	全国儿童预防接种宣传日
7	4月的最后一周	世界免疫周
8	5月5日	世界手卫生日
9	5月12日	全国防灾减灾日
10	5月15日	全国碘缺乏病宣传日
11	5月17日	世界高血压日
12	5月20日	全国助残日
13	5月20日	中国母乳喂养日
14	6月6日	全国爱眼日
15	6月14日	世界献血者日
16	6月26日	国际禁毒日

续表

序号	宣传日期	宣传日名称
17	7 月 28 日	世界肝炎日
18	8 月 8 日	全民健身日
19	9 月	全民健康生活方式宣传月
20	9 月的第三周	中国减盐周
21	9 月 20 日	全国爱牙日
22	9 月的最后一个星期日	世界心脏日
23	9 月 28 日	世界狂犬病日
24	9 月 29 日	世界心脏日
25	10 月 8 日	全国高血压日
26	10 月 10 日	世界精神卫生日
27	10 月的第二个星期四	世界视觉日
28	10 月 20 日	世界骨质疏松日
29	10 月 29 日	世界卒中日
30	10 月 14 日	联合国糖尿病日
31	11 月的第三个星期三	世界慢阻肺日
32	11 月 2 日	世界心梗日
33	12 月 1 日	世界艾滋病日
34	12 月 15 日	世界强化免疫日
35	12 月 21 日—27 日	高血压科普教育周

健康中国　我行动

《健康中国行动（2019—2030 年)》（节选）

每个人是自己健康的第一责任人。世界卫生组织研究发现，个人行为与生活方式因素对健康的影响占到 60%。党的十八大以来，我国卫生健康事业取得新的显著成绩，医疗卫生服务水平大幅提高，居民主要健康指标总体优于中高收入国家平均水平。随着工业化、城镇化、人口老龄化发展及生态环境、生活行为方式变化，慢性非传染性疾病已成为居民的主要死亡原因和疾病负担。心脑血管疾病、癌症、慢性呼吸系统疾病、糖尿病等慢性病导致的负担占总疾病负担的 70% 以上，成为制约健康预期寿命提高的重要因素。同时，肝炎、结核病、艾滋病等重大传染病防控形势仍然严峻，精神卫生、职业健康、地方病等问题不容忽视，重大安全生产事故和交通事故时有发生。健康中国行动（2019—2030 年）旨在帮助每个人学习、了解、掌握有关预防疾病、早期发现、紧急救援、及时就医、合理用药等维护健康的知识与技能，增强自我主动健康意识，不断提高健康管理能力。

一、基本路径

普及健康知识。把提升健康素养作为增进全民健康的前提，根据不同人群特点有针对性地加强健康教育与促进，让健康知识、行为和技能成为全民普遍具备的素质和能力，实现健康素养人人有。

参与健康行动。倡导每个人是自己健康第一责任人的理念，激发居民热爱健康、追求健康的热情，养成符合自身和家庭特点的健康生活方式，合理膳食、科学运动、戒烟限酒、心理平衡，实现健康生活少生病。

提供健康服务。推动健康服务供给侧结构性改革，完善防治策略、制度安排和保障政策，加强医疗保障政策与公共卫生政策衔接，提供系统连续的预防、治疗、康复、健康促进一体化服务，提升健康服务的公平性、可及性、有效性，实现早诊早治早康复。

延长健康寿命。强化跨部门协作，鼓励和引导单位、社区、家庭、居民个人行动起来，对主要健康问题及影响因素采取有效干预，形成政府积极主导、社会广泛参与、个人自主自律的良好局面，持续提高健康预期寿命。

二、主要指标

健康中国行动主要指标

序号	指标	基期水平	2022 年目标值	2030 年目标值	指标性质
1	居民健康素养水平（%）	14.18	≥ 22	≥ 30	预期性
	说明：健康素养是指个人获取和理解基本健康信息和服务，并运用这些信息和服务作出正确决策，以维护和促进自身健康的能力。健康素养水平是指具备健康素养的人在监测总人群中所占的比例。				
2	个人定期记录身心健康状况				倡导性
3	个人了解掌握基本中医药健康知识				倡导性
4	居民掌握基本的急救知识和技能				倡导性
	说明：基本的急救知识和技能包括心肺复苏术、急救包扎和固定搬运、海姆立克急救法（对气管被异物堵塞的患者，通过向其上腹部施压，促进异物排出）等。				
5	医务人员掌握与岗位相适应的健康科普知识，并在诊疗过程主动提供健康指导。				倡导性

续表

6	成人肥胖增长率（%）	2002—2012 年平均每年增长约 5.3%	持续减缓		预期性
	说明：体重指数（BMI）为体重（kg）/身高的平方（m²），按照中国成人体重判定标准，体重指数 ≥28kg/ ㎡ 即为肥胖。成人肥胖增长率是指 18 岁及以上居民肥胖率的年均增长速度。2012 年与 2002 年相比，我国成人肥胖率上升了 67.6%。				
7	居民营养健康知识知晓率（%）	—	比 2019 年提高 10%	比 2022 年提高 10%	预期性
	计算方法：具备基本营养健康知识的人数 / 监测人群总人数 ×100%。				
8	人均每日食盐摄入量（g）	2012 年为 10.5	≤ 5		倡导性
	说明：2013 年，世界卫生组织建议人均每日食盐摄入量不高于 5g。				
9	成人人均每日食用油摄入量（g）	2012 年为 42.1	25~30		倡导性
	说明：监测人群的每日食用油总消耗量与监测人群总人数之比。《中国居民膳食指南》建议成人每日食用油摄入量不高于 25~30g。				
10	人均每日添加糖摄入量（g）	30	≤ 25		倡导性
	说明：添加糖指人工加入到食品中的、具有甜味特征的糖类，以及单独食用的糖，常见有蔗糖、果糖、葡萄糖等。				
11	蔬菜和水果每日摄入量（g）	2012 年为 296	≥ 500		倡导性
	说明：《中国居民膳食指南》建议餐餐有蔬菜，保证每天摄入 300~500g 蔬菜，深色蔬菜应占 1/2；天天吃水果，保证每天摄入 200~350g 新鲜水果，果汁不能代替鲜果。				
12	每日摄入食物种类（种）	—	≥ 12		倡导性

续表

	说明:《中国居民膳食指南》建议平均每天摄入 12 种及以上食物,每周 25 种以上。				
13	成年人维持健康体重	2012 年 BMI 在正常范围内的比例为 52%	18.5 ≤ BMI<24		倡导性
	说明:体重指数(BMI),2012 年成人健康体重指数在正常范围内的比例为 52%。				
14	经常参加体育锻炼人数比例(%)	2014 年为 33.9	≥ 37	≥ 40	预期性
	说明:经常参加体育锻炼是指每周参加体育锻炼频度 3 次及以上,每次体育锻炼持续时间 30 分钟及以上,每次体育锻炼的运动强度达到中等及以上。中等运动强度是指在运动时心率达到最大心率的 64%~76% 的运动强度(最大心率等于 220 减去年龄)。				
15	个人戒烟越早越好,什么时候都不晚。创建无烟家庭,保护家人免受二手烟危害				倡导性
16	成人每日平均睡眠时间(小时)	6.5	7~8		倡导性
	说明:长期的睡眠不足会加大患心脑血管疾病、抑郁症、糖尿病和肥胖的风险,损害认知功能、记忆力和免疫系统。				
17	鼓励个人正确认识抑郁和焦虑症状,掌握基本的情绪管理、压力管理等自我心理调适方法				倡导性
18	居民环境与健康素养水平(%)	2018 年为 12.5	≥ 15	≥ 25	倡导性
	说明:环境与健康素养是指个人获取并理解环境与健康基本知识,同时运用这些知识对常见的环境与健康问题做出正确判断,树立科学观念并具备采取行动保护环境、维护自身健康的能力。 环境与健康素养水平是指具备环境与健康素养的人数占监测人群总数的百分比。 计算方法:具备该素养的人数 / 监测人群总人数 ×100%。				

续表

19	积极实施垃圾分类并及时清理，将固体废弃物主动投放到相应的回收地点及设施中		倡导性
20	防治室内空气污染，提倡简约绿色装饰，做好室内油烟排风，提高家居环境水平		倡导性
21	学校、医院、车站、大型商场、电影院等人员密集的地方应定期开展火灾、地震等自然灾害及突发事件的应急演练		倡导性
22	提高自身健康防护意识和能力，学会识别常见的危险标识、化学品安全标签及环境保护图形标志		倡导性
23	人群健康体检率（%）	—	持续提高	倡导性
24	18 岁及以上成人定期自我监测血压，血压正常高值人群和其他高危人群经常测量血压		倡导性
	说明：血压正常高值在医学上是指收缩压介于 120~139mmHg 之间，和（或）舒张压介于 80~89mmHg 之间的情况。		
25	40 岁以下血脂正常人群每 2~5 年检测 1 次血脂，40 岁及以上人群至少每年检测 1 次血脂，心脑血管疾病高危人群每 6 个月检测 1 次血脂		倡导性
26	基本实现 40 岁及以上人群每年至少检测 1 次空腹血糖，糖尿病前期人群每 6 个月检测 1 次空腹或餐后 2 小时血糖		倡导性
	说明：糖尿病前期人群是指空腹血糖受损或糖耐量异常，但未达到糖尿病诊断标准的人群，血糖轻微升高，无明显症状，但存在糖尿病高患病风险的人群。		
27	基本实现癌症高危人群定期参加防癌体检		倡导性
28	40 岁及以上人群或慢性呼吸系统疾病高危人群每年检查肺功能 1 次		倡导性
29	18 岁及以上居民糖尿病知晓率（%）	2012 年为 36.1	≥ 50	≥ 60	预期性
	说明：该指标是指调查确定的 30 岁及以上高血压人群中，在测量血糖之前即知道自己患有糖尿病者（经过有资质的医疗机构或医生诊断）所占比例。				

续表

30	癌症防治核心知识知晓率（%）	66.4	≥70	≥80	预期性
31	艾滋病全人群感染率（%）	2018年<0.1	<0.15	<0.2	预期性
	说明：基于2018年的感染水平测算。近几年艾滋病新发感染人数基本平稳，随着抗病毒覆盖面的扩大和治疗效果的提升，感染者存活时间延长，病死率降低，一段时间内，感染者总数仍将持续增加，但总体处于低流行水平。计算方法：估计存活艾滋病感染者数/全国人口数 ×100%。				
32	人均预期寿命（岁）	76.7	77.7	79.0	预期性
	说明：指在一定死亡水平下，预期每个人出生时平均可存活的年数；根据寿命表法计算所得；根据世界银行数据，2016年中高收入国家平均为75岁，高收入国家平均为80岁。				
33	人均健康预期寿命（岁）	2016年为68.7	提高	显著提高	预期性
	说明：是一个相对数据，估算的是一个人在完全健康状态下生存的平均年数，这一数据是基于现在人口的死亡率和普遍的健康状况。根据《世界卫生统计2018》数据，2016年中国的人均健康预期寿命为68.7岁，高于美国的68.5岁。				

三、重大行动

（一）健康知识普及行动

普及健康知识，提高全民健康素养水平，是提高全民健康水平最根本最经济最有效的措施之一。当前，我国居民健康素养水平总体仍比较低。2017年居民健康素养水平只有14.18%。城乡居民关于预防疾病、早期发现、紧急救援、及时就医、合理用药、应急避险等维护健康的知识和技能比较缺乏，不健康生活行为方式比较普遍。科学普及健康知识，提升健康素养，有助于提高居民自我健康管理能力和健康水平。

行动目标：

到 2022 年和 2030 年，全国居民健康素养水平分别不低于 22% 和 30%，其中：基本知识和理念素养水平、健康生活方式与行为素养水平、基本技能素养水平分别提高到 30%、18%、20% 及以上和 45%、25%、30% 及以上，居民基本医疗素养、慢性病防治素养、传染病防治素养水平分别提高到 20%、20%、20% 及以上和 28%、30%、25% 及以上；人口献血率分别达到 15‰ 和 25‰；建立并完善健康科普专家库和资源库，构建健康科普知识发布和传播机制；提倡个人定期记录身心健康状况；了解掌握基本中医药健康知识；掌握基本的急救知识和技能。

个人和家庭：

1. 正确认识健康。健康包括身体健康、心理健康和良好的社会适应能力。遗传因素、环境因素、个人生活方式和医疗卫生服务是影响健康的主要因素。每个人是自己健康的第一责任人，提倡主动学习健康知识，养成健康生活方式，自觉维护和促进自身健康，理解生老病死的自然规律，了解医疗技术的局限性，尊重医学和医务人员，共同应对健康问题。

2. 养成健康文明的生活方式。注重饮食有节、起居有常、动静结合、心态平和。讲究个人卫生、环境卫生、饮食卫生，勤洗手、常洗澡、早晚刷牙、饭后漱口，不共用毛巾和洗漱用品，不随地吐痰，咳嗽、打喷嚏时用胳膊或纸巾遮掩口鼻。没有不良嗜好，不吸烟，吸烟者尽早戒烟，少喝酒，不酗酒，拒绝毒品。积极参加健康有益的文体活动和社会活动。关注并记录自身健康状况，定期健康体检。积极参与无偿献血，健康成人每次献血 400ml 不影响健康，还能帮助他人，两次献血间隔不少于 6 个月。

3. 关注健康信息。学习、了解、掌握、应用《中国公民健康素养——基本知识与技能》和中医养生保健知识。遇到健康问题时，积极主动获取健康相关信息。提高理解、甄别、应用健康信息的能力，优先选择从卫生健康行政部门等政府部门及医疗卫生专业机构等正规途径获取健康知识。

4. 掌握必备的健康技能。会测量体温、脉搏；能够看懂食品、药品、化妆品、保健品的标签和说明书；学会识别常见的危险标识，如高压、易燃、易爆、剧毒、放射性、生物安全等，远离危险物。积极参加逃生与急救培训，学会基本逃生技能与急救技能；需要紧急医疗救助时拨打120急救电话；发生创伤出血量较多时，立即止血、包扎；对怀疑骨折的伤员不要轻易搬动；遇到呼吸、心脏骤停的伤病员，会进行心肺复苏；抢救触电者时，首先切断电源，不能直接接触触电者；发生火灾时，会拨打火警电话119，会隔离烟雾、用湿毛巾捂住口鼻、低姿逃生。应用适宜的中医养生保健技术方法，开展自助式中医健康干预。

5. 科学就医。平时主动与全科医生、家庭医生联系，遇到健康问题时，及时到医疗机构就诊，早诊断、早治疗，避免延误最佳治疗时机。根据病情和医生的建议，选择合适的医疗机构就医，小病诊疗首选基层医疗卫生机构，大病到医院。遵医嘱治疗，不轻信偏方，不相信"神医神药"。

6. 合理用药。遵医嘱按时、按量使用药物，用药过程中如有不适及时咨询医生或药师。每次就诊时向医生或药师主动出示正在使用的药物记录和药物过敏史，避免重复用药或者有害的相互作用等不良事件的发生。服药前检查药品有效期，不使用过期药品，及时清理家庭中的过期药品。妥善存放药品，谨防儿童接触和误食。保健食品不是药品，正确选用保健食品。

7. 营造健康家庭环境。家庭成员主动学习健康知识，树立健康理念，养成良好生活方式，互相提醒定期体检，优生优育，爱老敬老，家庭和谐，崇尚公德，邻里互助，支持公益。有婴幼儿、老人和残疾人的家庭主动参加照护培训，掌握有关护理知识和技能。提倡有经消化道传播疾病的患者家庭实行分餐制。有家族病史的家庭，有针对性地做好预防保健。配备家用急救包（含急救药品、急救设备和急救耗材等）。

（二）合理膳食行动

合理膳食是保证健康的基础。2012 年调查显示，我国居民人均每日食盐摄入量为 10.5g（世界卫生组织推荐值为 5g）；居民家庭人均每日食用油摄入量 42.1g（《中国居民膳食指南》〔以下简称《膳食指南》〕推荐标准为每天 25~30g）；居民膳食脂肪提供能量比例达到 32.9%（《膳食指南》推荐值上限为 30.0%）。目前我国人均每日添加糖（主要为蔗糖即"白糖""红糖"等）摄入量约 30g，其中儿童、青少年摄入量问题值得高度关注。高盐、高糖、高脂等不健康饮食是引起肥胖、心脑血管疾病、糖尿病及其他代谢性疾病和肿瘤的危险因素。合理膳食以及减少每日食用油、盐、糖摄入量，有助于降低肥胖、糖尿病、高血压、脑卒中、冠心病等疾病的患病风险。

行动目标：

到 2022 年和 2030 年，成人肥胖增长率持续减缓；居民营养健康知识知晓率分别在 2019 年基础上提高 10% 和在 2022 年基础上提高 10%；合格碘盐覆盖率均达到 90% 及以上；成人脂肪供能比下降到 32% 和 30%；每 1 万人配备 1 名营养指导员；实施以食品安全为基础的营养健康标准，推进营养标准体系建设。

提倡人均每日食盐摄入量不高于 5g，成人人均每日食用油摄入量不高于 25~30g，人均每日添加糖摄入量不高于 25g，蔬菜和水果每日摄入量不低于 500g，每日摄入食物种类不少于 12 种，每周不少于 25 种；成年人维持健康体重，将体重指数（BMI）控制在 18.5~24 kg/㎡；成人男性腰围小于 85cm，女性小于 80cm。

个人和家庭：

1. 对于一般人群。学习中国居民膳食科学知识，使用中国居民平衡膳食宝塔、平衡膳食餐盘等支持性工具，根据个人特点合理搭配食物。每天的膳食包括谷薯类、蔬菜水果类、畜禽鱼蛋奶类、大豆坚果类等食物，平均每天摄入 12 种以上食物，每周 25 种以上。不能生吃的食材要做熟后食用；生吃蔬菜水果等食品要洗净。生、熟食品要分开存放和加工。日常用餐时宜细嚼慢咽，保持心情平和，食不过量，但也要注意避免因过度节食影响必要营养素摄入。少吃肥肉、烟熏和腌制肉制品，少吃高盐和油炸食品，控制添加糖的摄入量。足量饮水，成年人一般每天 7~8 杯（1500~1700ml），提倡饮用白开水或茶水，少喝含糖饮料；儿童少年、孕妇、乳母不应饮酒。

2. 对于超重（$24kg/m^2 \leqslant BMI<28kg/m^2$）、肥胖（$BMI \geqslant 28kg/m^2$）的成年人群。减少能量摄入，增加新鲜蔬菜和水果在膳食中的比重，适当选择一些富含优质蛋白质（如瘦肉、鱼、蛋白和豆类）的食物。避免吃油腻食物和油炸食品，少吃零食和甜食，不喝或少喝含糖饮料。进食有规律，不要漏餐，不暴饮暴食，七八分饱即可。

3. 对于贫血、消瘦等营养不良人群。建议要在合理膳食的基础上，适当增加瘦肉类、奶蛋类、大豆和豆制品的摄入，保持膳食的多样性，满足身体对蛋白质、钙、铁、维生素 A、维生素 D、维生素 B12、叶酸等营养素的需求；增加含铁食物的摄入或者在医生指导下补充铁剂来纠正贫血。

4. 对于家庭。提倡按需购买食物，合理储存；选择新鲜、卫生、当季的食物，采取适宜的烹调方式；按需备餐，小分量食物；学会选购食品看标签；在外点餐根据人数确定数量，集体用餐时采取分餐、简餐、份饭；倡导在家吃饭，与家人一起分享食物和享受亲情，传承和发扬我国优良饮食文化。

（三）全民健身行动

生命在于运动，运动需要科学。科学的身体活动可以预防疾病，愉悦身心，促进健康。根据国家体育总局 2014 年全民健身活动状况调查，我国城乡居民经常参加体育锻炼的比例为 33.9%，其中 20~69 岁居民经常锻炼率仅为 14.7%，成人经常锻炼率处于较低水平，缺乏身体活动成为多种慢性病发生的重要原因。同时，心肺耐力、柔韧性、肌肉力量、肌肉耐力、身体成分等指标的变化不容乐观，多数居民在参加体育活动时还有很大的盲目性。定期适量进行身体活动有助于预防和改善超重和肥胖及高血压、心脏病、卒中、糖尿病等慢性病，并能促进精神健康、提高生活质量和幸福感，促进社会和谐。

行动目标：

到 2022 年和 2030 年，城乡居民达到《国民体质测定标准》合格以上的人数比例分别不少于 90.86% 和 92.17%；经常参加体育锻炼（每周参加体育锻炼频度 3 次及以上，每次体育锻炼持续时间 30 分钟及以上，每次体育锻炼的运动强度达到中等及以上）人数比例达到 37% 及以上和 40% 及以上；学校体育场地设施开放率超过 70% 和 90%；人均体育场地面积分别达到 $1.9m^2$ 及以上和 $2.3m^2$ 及以上；城市慢跑步行道绿道的人均长度持续提升；每千人拥有社会体育指导员不少于 1.9 名和 2.3 名。

提倡机关、企事业单位开展工间操；鼓励个人至少有 1 项运动爱好或掌握 1 项传统运动项目，参加至少 1 个健身组织，每天进行中等强度运动至少半小时。

个人：

1. 了解运动对健康的益处。建议个人提高身体活动意识，培养运动习惯。了解和掌握全民健身、身体活动相关知识，将身体活动融入到日常生活中，掌握运动技能，少静多动，减少久坐，保持健康体重；科学运动避免运动风险。

2. 动则有益，贵在坚持。运动前需了解患病史及家族病史，评估身体状态，鼓励在家庭医生或专业人士指导下制订运动方案，选择适合自己的运动方式、强度和运动量，减少运动风险。鼓励每周进行 3 次以上、每次 30 分钟以上中等强度运动，或者累计 150 分钟中等强度或 75 分钟高强度身体活动。日常生活中要尽量多动，达到每天 6000~10000 步的身体活动量。吃动平衡，让摄入的多余能量通过运动的方式消耗，达到身体各机能的平衡。一次完整的运动包括准备活动、正式运动、整理活动。一周运动健身包括有氧运动、力量练习、柔韧性练习等内容。提倡家庭配备适合家庭成员使用的小型、便携、易操作的健身器材。

（四）控烟行动

烟草烟雾中含有多种已知的致癌物，有充分证据表明吸烟可以导致多种恶性肿瘤，还会导致呼吸系统和心脑血管系统等多个系统疾病。根据世界卫生组织报告，每 3 个吸烟者中就有 1 个死于吸烟相关疾病，吸烟者的平均寿命比非吸烟者缩短 10 年。烟草对健康的危害已经成为当今世界最严重的公共卫生问题之一。

行动目标：

到 2022 年和 2030 年，15 岁以上人群吸烟率分别低于 24.5% 和 20%；全面无烟法规保护的人口比例分别达到 30% 及以上和 80% 及以上；把各级党政机关建设成无烟机关，逐步在全国范围内实现室内公共场所、室内工作场所和公共交通工具全面禁烟；将违反有关法律法规向未成年人出售烟草的商家、发布烟草广告的企业和商家，纳入社会诚信体系"黑名单"，依法依规实施联合惩戒。

提倡个人戒烟越早越好，什么时候都不晚；创建无烟家庭，保护家人免受二手烟危害。

个人和家庭：

1. 充分了解吸烟和二手烟暴露的严重危害。不吸烟者不去尝试吸烟。吸烟者尽可能戒烟，戒烟越早越好，什么时候都不晚，药物治疗和尼古丁替代疗法可以提高长期戒烟率。不在禁止吸烟场所吸烟。

2. 领导干部、医务人员和教师发挥引领作用。领导干部要起模范带头作用，公务活动参加人员不得吸烟、敬烟、劝烟；医务人员不允许在工作时间吸烟，并劝导、帮助患者戒烟；教师不得当着学生的面吸烟。

3. 创建无烟家庭，劝导家庭成员不吸烟或主动戒烟，教育未成年人不吸烟，让家人免受二手烟危害。

4. 在禁止吸烟场所劝阻他人吸烟。依法投诉举报在禁止吸烟场所吸烟行为，支持维护无烟环境。

（五）心理健康促进行动

心理健康是人在成长和发展过程中，认知合理、情绪稳定、行为适当、人际和谐、适应变化的一种完好状态，是健康的重要组成部分。我国抑郁症患病率达到 2.1%，焦虑障碍患病率达 4.98%。公众对常见精神障碍和心理行为问题的认知率仍比较低，更缺乏防治知识和主动就医意识，部分患者及家属仍然有病耻感。

行动目标：

到 2022 年和 2030 年，居民心理健康素养水平提升到 20% 和 30%；失眠现患率、焦虑障碍患病率、抑郁症患病率上升趋势减缓；建立精神卫生医疗机构、社区康复机构及社会组织、家庭相互衔接的精神障碍社区康复服务体系，建立和完善心理健康教育、心理热线服务、心理评估、心理咨询、心理治疗、精神科治疗等衔接合作的心理危机干预和心理援助服务模式。

提倡成人每日平均睡眠时间为 7~8 小时；鼓励个人正确认识抑郁和

焦虑症状,掌握基本的情绪管理、压力管理等自我心理调适方法。

个人和家庭:

1. 提高心理健康意识,追求心身共同健康。每个人一生中可能会遇到多种心理健康问题,主动学习和了解心理健康知识,科学认识心理健康与身体健康之间的相互影响,保持积极健康的情绪,避免持续消极情绪对身体健康造成伤害。倡导养德养生理念,保持中和之道,提高心理复原力。在身体疾病的治疗中,要重视心理因素的作用。自我调适不能缓解时,可选择寻求心理咨询与心理治疗,及时疏导情绪,预防心理行为问题和精神障碍发生。

2. 使用科学的方法缓解压力。保持乐观、开朗、豁达的生活态度,合理设定自己的目标。正确认识重大生活、工作变故等事件对人的心理造成的影响,学习基本的减压知识,学会科学有益的心理调适方法。学习并运用健康的减压方式,避免使用吸烟、饮酒、沉迷网络或游戏等不健康的减压方式。学会调整自己的状态,找出不良情绪背后的消极想法,根据客观现实进行调整,减少非理性的认识。建立良好的人际关系,积极寻求人际支持,适当倾诉与求助。保持健康的生活方式,积极参加社会活动,培养健康的兴趣爱好。

3. 重视睡眠健康。每天保证充足的睡眠时间,工作、学习、娱乐、休息都要按作息规律进行,注意起居有常。了解睡眠不足和睡眠问题带来的不良心理影响,出现睡眠不足及时设法弥补,出现睡眠问题及时就医。要在专业指导下用科学的方法改善睡眠,服用药物需遵医嘱。

4. 培养科学运动的习惯。选择并培养适合自己的运动爱好,积极发挥运动对情绪的调节作用,在出现轻度情绪困扰时,可结合运动促进情绪缓解。

5. 正确认识抑郁、焦虑等常见情绪问题。出现心情压抑、愉悦感缺乏、兴趣丧失，伴有精力下降、食欲下降、睡眠障碍、自我评价下降、对未来感到悲观失望等表现，甚至有自伤、自杀的念头或行为，持续存在 2 周以上，可能患有抑郁障碍；突然或经常莫名其妙地感到紧张、害怕、恐惧，常伴有明显的心慌、出汗、头晕、口干、呼吸急促等躯体症状，严重时有濒死感、失控感，如频繁发生，可能患有焦虑障碍。一过性的或短期的抑郁、焦虑情绪，可通过自我调适或心理咨询予以缓解和消除，不用过分担心。抑郁障碍、焦虑障碍可以通过药物、心理干预或两者相结合的方式治疗。

6. 出现心理行为问题要及时求助。可以向医院的相关科室、专业的心理咨询机构和社会工作服务机构等寻求专业帮助。要认识到求助于专业人员既不等于自己有病，更不等于病情严重，而是负责任、有能力的表现。

7. 精神疾病治疗要遵医嘱。诊断精神疾病，要去精神专科医院或综合医院专科门诊。确诊后应及时接受正规治疗，听从医生的建议选择住院治疗或门诊治疗，主动执行治疗方案，遵照医嘱全程、不间断、按时按量服药，在病情得到有效控制后，不急于减药、停药。门诊按时复诊，及时、如实地向医生反馈治疗情况，听从医生指导。精神类药物必须在医生的指导下使用，不得自行任意服用。

8. 关怀和理解精神疾病患者，减少歧视。学习了解精神疾病的基本知识，知道精神疾病是可以预防和治疗的，尊重精神病人，不歧视患者。要认识到精神疾病在得到有效治疗后，可以缓解和康复，可以承担家庭功能与工作职能。要为精神疾病患者及其家属、照护者提供支持性的环境，提高患者心理行为技能，使其获得自我价值感。

9. 关注家庭成员心理状况。家庭成员之间要平等沟通交流，尊重家庭成员的不同心理需求。当与家庭成员发生矛盾时，不采用过激的言语或伤害行为，不冷漠回避，而是要积极沟通加以解决。及时疏导不良情绪，营造相互理解、相互信任、相互支持、相互关爱的家庭氛围和融洽的家庭关系。

（六）健康环境促进行动

健康环境是人民群众健康的重要保障。影响健康的环境因素不仅包括物理、化学和生物等自然环境因素，还包括社会环境因素。环境污染已成为不容忽视的健康危险因素，与环境污染相关的心血管疾病、呼吸系统疾病和恶性肿瘤等问题日益凸显。目前最为常见的伤害主要有道路交通事故伤害、跌倒、自杀、溺水、中毒等，其所导致的死亡占全部伤害死亡的 84% 左右。

行动目标：

到 2022 年和 2030 年，居民饮用水水质达标情况明显改善并持续改善；居民环境与健康素养水平分别达到 15% 及以上和 25% 及以上；提倡积极实施垃圾分类并及时清理，将固体废弃物主动投放到相应的回收地点及设施中；防治室内空气污染，提倡简约绿色装饰，做好室内油烟排风，提高家居环境水平；学校、医院、车站、大型商场、电影院等人员密集的地方应定期开展火灾、地震等自然灾害及突发事件的应急演练；提高自身健康防护意识和能力，学会识别常见的危险标识、化学品安全标签及环境保护图形标志。

个人和家庭：

1. 提高环境与健康素养。主动学习掌握环境与健康素养基本理念、基本知识和基本技能，遵守生态环境行为规范，提升生态环境保护意识、健康防护意识和能力。

2. 自觉维护环境卫生，抵制环境污染行为。家庭成员养成良好的环境卫生习惯，及时、主动开展家庭环境卫生清理，做到家庭卫生整洁，光线充足、通风良好、厕所卫生。维护社区、单位等环境卫生,改善生活生产环境。积极实施垃圾分类并及时清理,将固体废弃物（废电池、废日光灯管、废水银温度计、过期药品等）主动投放到相应的回收地点及设施中,减少污染物的扩散及对环境的影响。减少烟尘排放,尽量避免垃圾秸秆焚烧,少放或不放烟花爆竹,重污染天气时禁止露天烧烤;发现污染生态环境的行为,及时劝阻或举报。

3. 倡导简约适度、绿色低碳、益于健康的生活方式。优先选择绿色产品,尽量购买耐用品,少购买使用塑料袋、一次性发泡塑料饭盒、塑料管等易造成污染的用品,少购买使用过度包装产品,不跟风购买更新换代快的电子产品,外出自带购物袋、水杯等。适度使用空调,冬季设置温度不高于20摄氏度,夏季设置温度不低于26摄氏度。及时关闭电器电源,减少待机耗电。坚持低碳出行,优先步行、骑行或公共交通出行,多使用共享交通工具。

4. 关注室（车）内空气污染。尽量购买带有绿色标志的装饰装修材料、家具及节能标识的家电产品。新装修的房间定期通风换气,降低装饰装修材料造成的室内空气污染。烹饪、取暖等提倡使用清洁能源（如气体燃料和电等）。烹饪过程中提倡使用排气扇、抽油烟机等设备。购买和使用符合有害物质限量标准的家用化学品。定期对家中饲养的宠物及宠物用品进行清洁,及时倾倒室内垃圾,避免微生物的滋生。根据天气变化和空气质量适时通风换气,重污染天气时应关闭门窗,减少室外空气污染物进入室内,有条件的建议开启空气净化装置或新风系统。鼓励根据实际需要,选购适宜排量的汽车,不进行非必要的车内装饰,注意通风并及时清洗车用空调系统。

5. 做好户外健康防护。重污染天气时,建议尽量减少户外停留时间,易感人群停止户外活动。如外出,需做好健康防护。

6. 重视道路交通安全。严格遵守交通法规，增强交通出行规则意识、安全意识和文明意识，不疲劳驾驶、超速行驶、酒后驾驶，具备一定的应急处理能力。正确使用安全带，根据儿童年龄、身高和体重合理使用安全座椅，减少交通事故的发生。

7. 预防溺水。建议选择管理规范的游泳场所，不提倡在天然水域游泳，下雨时不宜在室外游泳。建议下水前认真做准备活动，以免下水后发生肌肉痉挛等问题。水中活动时，要避免打闹、跳水等危险行为

（七）妇幼健康促进行动

妇幼健康是全民健康的基础，保护妇女儿童健康权益，促进妇女儿童全面发展、维护生殖健康有助于从源头和基础上提高国民健康水平。

行动目标：

提倡适龄人群主动学习掌握出生缺陷防治和儿童早期发展知识；主动接受婚前医学检查和孕前优生健康检查；倡导 0~6 个月婴儿纯母乳喂养，为 6 个月以上婴儿适时合理添加辅食。

个人和家庭：

1. 积极准备，孕育健康新生命。主动了解妇幼保健和出生缺陷防治知识，充分认识怀孕和分娩是人类繁衍的正常生理过程，建议做到有计划、有准备。积极参加婚前、孕前健康检查，选择最佳的生育年龄，孕前 3 个月至孕后 3 个月补充叶酸。预防感染、戒烟戒酒、避免接触有毒有害物质和放射线。

2. 定期产检，保障母婴安全。发现怀孕要尽早到医疗卫生机构建档建册，进行妊娠风险筛查与评估，按照不同风险管理要求主动按时接受孕产期保健服务，掌握孕产期自我保健知识和技能。孕期至少接受 5 次产前检查（孕早期 1 次，孕中期 2 次，孕晚期 2 次），有异常情况者建议遵医嘱适当增加检查次数，首次产前检查建议做艾滋病、梅毒和乙肝检

查，定期接受产前筛查。

3. 科学养育，促进儿童健康成长。强化儿童家长为儿童健康第一责任人的理念，提高儿童家长健康素养。母乳是婴儿理想的天然食物，孩子出生后尽早开始母乳喂养，尽量纯母乳喂养 6 个月。

4. 加强保健，预防儿童疾病。做好儿童健康管理，按照免疫规划程序进行预防接种。接受苯丙酮尿症、先天性甲状腺功能减低症和听力障碍等新生儿疾病筛查和视力、听力、智力、肢体残疾及孤独症筛查等 0~6 岁儿童残疾筛查，筛查阳性者需主动接受随访、确诊、治疗和干预。

5. 关爱女性，促进生殖健康。建议女性提高生殖健康意识和能力，主动获取青春期、生育期、更年期和老年期保健相关知识，注意经期卫生，熟悉生殖道感染、乳腺疾病和宫颈癌等妇女常见疾病的症状和预防知识。掌握避孕方法知情选择，知晓各种避孕方法，了解自己使用的避孕方法的注意事项。认识到促进生殖健康对个人、家庭和社会的影响，增强性道德、性健康、性安全意识，拒绝不安全性行为，避免意外妊娠、过早生育以及性相关疾病传播。

（八）职业健康保护行动

我国工作场所接触各类危害因素引发的职业健康问题依然严重，职业病防治形势严峻、复杂，新的职业健康危害因素不断出现，疾病和工作压力导致的生理、心理等问题已成为亟待应对的职业健康新挑战。

行动目标：

到 2022 年和 2030 年，劳动工时制度得到全面落实；工伤保险参保人数稳步提升，并于 2030 年实现工伤保险法定人群参保全覆盖。提倡重点行业劳动者对本岗位主要危害及防护知识知晓率达到 90% 及以上并持续保持；鼓励各用人单位做好员工健康管理；对从事长时间、高强度重复用力、快速移动等作业方式以及视屏作业的人员，采取推广先进工艺技术、调整作息时间等措施，预防和控制过度疲劳和工作相关肌肉骨骼系统疾病的发生；采取综合措施降低或消除工作压力。

劳动者个人：

1. 倡导健康工作方式。积极传播职业健康先进理念和文化。国家机关、学校、医疗卫生机构、国有企业等单位的员工率先树立健康形象，争做"健康达人"。

2. 树立健康意识。积极参加职业健康培训，学习和掌握与职业健康相关的各项制度、标准，了解工作场所存在的危害因素，掌握职业病危害防护知识、岗位操作规程、个人防护用品的正确佩戴和使用方法。

3. 强化法律意识，知法、懂法。遵守职业病防治法律、法规、规章。接触职业病危害的劳动者，定期参加职业健康检查；罹患职业病的劳动者，建议及时诊断、治疗，保护自己的合法权益。

4. 加强劳动过程防护。劳动者在生产环境中长期接触粉尘、化学危害因素、放射性危害因素、物理危害因素、生物危害因素等可能引起相关职业病。建议接触职业病危害因素的劳动者注意各类危害的防护，严格按照操作规程进行作业，并自觉、正确地佩戴个人职业病防护用品。

5. 提升应急处置能力。学习掌握现场急救知识和急性危害的应急处置方法，能够做到正确的自救、互救。

6. 加强防暑降温措施。建议高温作业、高温天气作业等劳动者注意预防中暑。可佩戴隔热面罩和穿着隔热、通风性能良好的防热服，注意使用空调等防暑降温设施进行降温。建议适量补充水、含食盐和水溶性维生素等防暑降温饮料。

7. 长时间伏案低头工作或长期前倾坐姿职业人群的健康保护。应注意通过伸展活动等方式缓解肌肉紧张，避免颈椎病、肩周炎和腰背痛的发生。在伏案工作时，需注意保持正确坐姿，上身挺直；调整椅子的高低，使双脚刚好合适地平踩在地面上。长时间使用电脑的，工作时电脑的仰角应与使用者的视线相对，不宜过分低头或抬头，建议每隔 1~2 小时休息一段时间，向远处眺望，活动腰部和颈部，做眼保健操和工间操。

（九）心脑血管疾病防治行动

心脑血管疾病具有高患病率、高致残率、高复发率和高死亡率的特点，带来了沉重的社会及经济负担。高血压、血脂异常、糖尿病，以及肥胖、吸烟、缺乏体力活动、不健康饮食习惯等是心脑血管疾病主要的且可以改变的危险因素。对这些危险因素采取干预措施不仅能够预防或推迟心脑血管疾病的发生，而且能够和药物治疗协同作用预防心脑血管疾病的复发。

行动目标：

提倡居民定期进行健康体检；18 岁及以上成人定期自我监测血压，血压正常高值人群和其他高危人群经常测量血压；40 岁以下血脂正常人群每 2~5 年检测 1 次血脂，40 岁及以上人群至少每年检测 1 次血脂，心脑血管疾病高危人群每 6 个月检测 1 次血脂。

个人：

1. 知晓个人血压。18 岁及以上成人定期自我监测血压，关注血压变化，控制高血压危险因素。超重或肥胖、高盐饮食、吸烟、长期饮酒、长期精神紧张、体力活动不足者等是高血压的高危人群。建议血压为正常高值者（120~139mmHg/80~89mmHg）及早注意控制以上危险因素。建议血压正常者至少每年测量 1 次血压，高危人群经常测量血压，并接受医务人员的健康指导。

2. 自我血压管理。在未使用降压药物的情况下，非同日 3 次测量收缩压 ≥ 140mmHg 和（或）舒张压 ≥ 90mmHg，可诊断为高血压。高血压患者要学会自我健康管理，认真遵医嘱服药，经常测量血压和复诊。

3. 注重合理膳食。建议高血压高危人群及患者注意膳食盐的摄入，每日食盐摄入量不超过 5g，并戒酒，减少摄入富含油脂和高糖的食物，限量食用烹调油。

4. 酌情量力运动。建议心脑血管疾病高危人群及患者的运动形式根据个人健康和体质确定，考虑进行心脑血管风险评估，全方位考虑运动限度，以大肌肉群参与的有氧耐力运动为主，如健走、慢跑、游泳、太极拳等运动，活动量一般应达到中等强度。

5. 关注并定期进行血脂检测。40 岁以下血脂正常人群，每 2~5 年检测 1 次血脂；40 岁及以上人群至少每年检测 1 次血脂。心脑血管疾病高危人群每 6 个月检测 1 次血脂。

6. 防范脑卒中发生。脑卒中发病率、死亡率的上升与血压升高关系密切，血压越高，脑卒中风险越高。血脂异常与缺血性脑卒中发病率之间存在明显相关性。房颤是引发缺血性脑卒中的重要病因。降低血压，控制血脂，保持健康体重，可降低脑卒中风险。建议房颤患者遵医嘱采用抗凝治疗。

7. 学习掌握心脑血管疾病发病初期正确的自救措施及紧急就医指导。急性心肌梗死疼痛的部位（心前区、胸骨后、剑突下、左肩等）与心绞痛相同，但持续时间较长，程度重，并可伴有恶心、呕吐、出汗等症状，应让病人绝对卧床休息，松解领口，保持室内安静和空气流通。有条件者可立即吸氧，舌下含服硝酸甘油 1 片，同时立即呼叫急救中心，切忌乘公共汽车或扶病人步行去医院。早期脑卒中发病的特点是突然一侧肢体无力或者麻木，突然说话不清或听不懂别人讲话，突然视物旋转、站立不能，一过性视力障碍、眼前发黑，视物模糊，出现难以忍受的头痛，症状逐渐加重或呈持续性，伴有恶心、呕吐。出现这种情况时，应将患者放平，仰卧位，不要枕枕头，头偏向一侧，注意给病人保暖。同时，立即拨打急救电话,尽量快速到达医院。抓住 4 小时的黄金抢救时间窗,接受静脉溶栓治疗,可大幅降低致死率和致残率。

（十）癌症防治行动

癌症严重危害群众健康。采取积极预防、早期筛查、规范治疗等措施,对于降低癌症的发病率和死亡率具有显著效果。

行动目标:

到 2022 年和 2030 年,总体癌症 5 年生存率分别不低于 43.3% 和 46.6%;癌症防治核心知识知晓率分别不低于 70% 和 80%;基本实现癌症高危人群定期参加防癌体检。

个人:

1. 尽早关注癌症预防。癌症的发生是一个多因素、多阶段、复杂渐进的过程,建议每个人尽早学习掌握《癌症防治核心信息及知识要点》,积极预防癌症发生。

2. 践行健康生活方式,戒烟限酒、平衡膳食、科学运动、心情舒畅可以有效降低癌症发生。如:戒烟可降低患肺癌的风险,合理饮食可减少结肠癌、乳腺癌、食管癌、肝癌和胃癌的发生。

3. 减少致癌相关感染。癌症是不传染的,但一些与癌症发生密切相关的细菌（如幽门螺杆菌）、病毒（如人乳头瘤病毒、肝炎病毒、EB 病毒等）则是会传染的。通过保持个人卫生和健康生活方式、接种疫苗（如肝炎病毒疫苗、人乳头瘤病毒疫苗）可以避免感染相关的细菌和病毒,从而预防癌症的发生。

4. 定期防癌体检。规范的防癌体检是发现癌症和癌前病变的重要途径。目前的技术手段可以早期发现大部分的常见癌症,如使用胃肠镜可以发现消化道癌,采用醋酸染色肉眼观察 / 碘染色肉眼观察（VIA/VILI）、宫颈脱落细胞学检查或高危型人乳头瘤病毒（HPV）DNA 检测,可以发现宫颈癌，胸部低剂量螺旋 CT 可以发现肺癌，超声结合钼靶可以发现乳腺癌。建议高危人群选择专业的体检机构进行定期防癌体检，根据个体年龄、既往检查结果等选择合适的体检间隔时间。

5. 密切关注癌症危险信号。如：身体浅表部位出现的异常肿块；体表黑痣和疣等在短期内色泽加深或迅速增大；身体出现哽咽感、疼痛等异常感觉；皮肤或黏膜出现经久不愈的溃疡；持续性消化不良和食欲减退；大便习惯及性状改变或带血；持久性声音嘶哑、干咳、痰中带血；听力异常，流鼻血，头痛；阴道异常出血，特别是接触性出血；无痛性血尿，排尿不畅；不明原因的发热、乏力、进行性体重减轻等。出现上述症状时建议及时就医。

（十一）慢性呼吸系统疾病防治行动

慢性呼吸系统疾病是以慢性阻塞性肺疾病（以下简称慢阻肺）、哮喘等为代表的一系列疾病。我国 40 岁及以上人群慢阻肺患病率为 13.6%，总患病人数近 1 亿。慢阻肺具有高患病率、高致残率、高病死率和高疾病负担的特点，患病周期长、反复急性加重、有多种合并症，严重影响中老年患者的预后和生活质量。我国哮喘患者超过 3000 万人，因病程长、反复发作，导致误工误学，影响儿童生长发育和患者生活质量。慢阻肺最重要的危险因素是吸烟、室内外空气污染物以及职业性粉尘和化学物质的吸入。哮喘的主要危险因素包括遗传性易感因素、环境过敏原的暴露、空气污染、病毒感染等。通过积极控制相关危险因素，可以有效预防慢性呼吸系统疾病的发生发展，显著提高患者预后和生活质量。

行动目标：

到 2022 年和 2030 年，70 岁及以下人群慢性呼吸系统疾病死亡率下降到 9/10 万及以下和 8.1/10 万及以下；40 岁及以上居民慢阻肺知晓率分别达到 15% 及以上和 30% 及以上。

个人：

1. 关注疾病早期发现。呼吸困难、慢性咳嗽和（或）咳痰是慢阻肺最常见的症状。

2. 注意危险因素防护。减少烟草暴露，吸烟者尽可能戒烟。加强职业防护，避免与有毒、有害气体及化学物质接触，避免大量油烟刺激，室外空气污染严重天气减少外出或做好戴口罩等防护措施。提倡家庭中进行湿式清扫。

3. 注意预防感冒。感冒是慢阻肺、哮喘等慢性呼吸系统疾病急性发作的主要诱因。

4. 加强生活方式干预。

5. 哮喘患者避免接触过敏原和各种诱发因素。宠物毛发、皮屑是哮喘发病和病情加重的危险因素，建议有哮喘患者的家庭尽量避免饲养宠物。母乳喂养可降低婴幼儿哮喘发病风险。

（十二）糖尿病防治行动

糖尿病是一种常见的内分泌代谢疾病。糖尿病并发症累及血管、眼、肾、足等多个器官，致残、致死率高，严重影响患者健康，给个人、家庭和社会带来沉重的负担。

行动目标：

到 2022 年和 2030 年，18 岁及以上居民糖尿病知晓率分别达到 50% 及以上和 60% 及以上；糖尿病患者规范管理率分别达到 60% 及以上和 70% 及以上；糖尿病治疗率、糖尿病控制率、糖尿病并发症筛查率持续提高。

个人：

1. 全面了解糖尿病知识，关注个人血糖水平。健康人 40 岁开始每年检测 1 次空腹血糖。具备以下因素之一，即为糖尿病高危人群：超重与肥胖、高血压、血脂异常、糖尿病家族史、妊娠糖尿病史、巨大儿（出生体重 ≥ 4kg）生育史。6.1mmol/L ≤ 空腹血糖（FBG）< 7.0mmol/L，或 7.8mmol/L ≤ 糖负荷 2 小时血糖（2hPG）< 11.1mmol/L，则为糖调节受损，也称糖尿病前期，属于糖尿病的极高危人群。

2. 糖尿病前期人群可通过饮食控制和科学运动降低发病风险，建议每半年检测 1 次空腹血糖或餐后 2 小时血糖。同时密切关注其他心脑血管危险因素，并给予适当的干预措施。建议超重或肥胖者使体重指数（BMI）达到或接近 24kg/ ㎡，或体重至少下降 7%，每日饮食总热量至少减少 400~500kcal，饱和脂肪酸摄入占总脂肪酸摄入的 30% 以下，中等强度体力活动至少保持在 150 分钟 / 周。

3. 糖尿病患者加强健康管理。如出现糖尿病典型症状（"三多一少"即多饮、多食、多尿、体重减轻）且随机血糖 ≥ 11.1mmol/L，或空腹血糖 ≥ 7.0mmol/L，或糖负荷 2 小时血糖 ≥ 11.1mmol/L，可诊断为糖尿病。建议糖尿病患者定期监测血糖和血脂，控制饮食，科学运动，戒烟限酒，遵医嘱用药，定期进行并发症检查。

（十三）传染病及地方病防控行动

近年来，我国传染病疫情总体形势稳中有降，但防控形势依然严峻。

行动目标：

到 2022 年和 2030 年，艾滋病全人群感染率分别控制在 0.15% 以下和 0.2% 以下；肺结核发病率下降到 55/10 万以下，并呈持续下降趋势；到 2020 年持续消除碘缺乏危害；到 2030 年保持控制和消除重点地方病，地方病不再成为危害人民健康的重点问题。

提倡负责任和安全的性行为，鼓励使用安全套；咳嗽、打喷嚏时用胳膊或纸巾掩口鼻，正确、文明吐痰；充分认识疫苗对预防疾病的重要作用，积极接种疫苗。

个人：

1. 提高自我防范意识。主动了解艾滋病、乙肝、丙肝的危害、防治知识和相关政策，抵制卖淫嫖娼、聚众淫乱、吸食毒品等违法犯罪行为，避免和减少易感染艾滋病、乙肝、丙肝的危险行为，不共用针头和针具、剃须刀和牙刷，忠诚于性伴侣，提倡负责任和安全的性行为，鼓励使用安全套。积极参与防治宣传活动，发生易感染危险行为后主动检测，不歧视感染者和患者。

2. 充分认识疫苗对于预防疾病的重要作用。接种乙肝疫苗是预防乙肝最安全有效的措施。

3. 养成良好的卫生习惯。咳嗽、打喷嚏时用胳膊或纸巾掩口鼻，正确、文明吐痰。出现咳嗽、咳痰 2 周以上，或痰中带血等可疑症状时要及时到结核病定点医疗机构就诊。

4. 儿童、老年人、慢性病患者的免疫力低、抵抗力弱，是流感的高危人群，建议在流感流行季节前在医生的指导下接种流感疫苗。

5. 饲养者应为犬、猫接种兽用狂犬病疫苗，带犬外出时，要使用犬链或给犬戴上笼嘴，防止咬伤他人。被犬、猫抓伤或咬伤后，应当立即冲洗伤口，并在医生的指导下尽快注射抗狂犬病免疫球蛋白（或血清）和人用狂犬病疫苗。

6. 接触禽畜后要洗手。不与病畜、病禽接触。不加工、不食用病死禽畜，或未经卫生检疫合格的禽畜肉。动物源性传染病病区内不吃生的或未煮熟煮透的禽畜肉，不食用野生动物。发现病死禽畜要及时向畜牧部门报告，并按照要求妥善处理。